ÉTUDE

SUR LE

DIABÈTE SUCRÉ

CHEZ LES ENFANTS

PAR

LE Dr HENRI LEROUX

ANCIEN INTERNE DES HÔPITAUX DE PARIS

MÉDAILLE DE BRONZE DE L'ASSISTANCE PUBLIQUE

PARIS

ADRIEN DELAHAYE ET E. LECROSNIER, ÉDITEURS

PLACE DE L'ÉCOLE-DE-MÉDECINE

1881

ÉTUDE

SUR LE

DIABÈTE SUCRÉ

CHEZ LES ENFANTS

2137. — PARIS, IMPRIMERIE A. LAHURE
Rue de Fleurus, 9

ÉTUDE

SUR LE

DIABÈTE SUCRÉ

CHEZ LES ENFANTS

PAR

LE Dr HENRI LEROUX

ANCIEN INTERNE DES HÔPITAUX DE PARIS
MÉDAILLE DE BRONZE DE L'ASSISTANCE PUBLIQUE

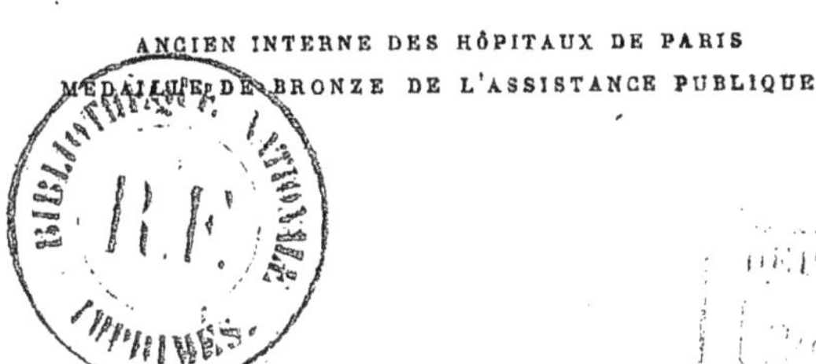

PARIS

ADRIEN DELAHAYE ET E. LECROSNIER, ÉDITEURS
PLACE DE L'ÉCOLE-DE-MÉDECINE

1881

ÉTUDE

SUR

LE DIABÈTE SUCRÉ

CHEZ LES ENFANTS

INTRODUCTION

Pendant l'année d'internat que je viens de passer à l'hôpital des Enfants malades, dans le service de mon excellent maître, M. le docteur Labric, j'ai eu occasion d'observer trois cas de diabète sucré.

J'ai profité de cette rare coïncidence pour faire quelques recherches sur ce sujet, et c'est le résultat de ces recherches que j'exposerai dans le cours de mon travail.

J'étudierai le diabète sucré chez les enfants exclusivement au point de vue clinique.

Les données étiologiques et les renseignements fournis par l'anatomie pathologique dans les autopsies pratiquées sur les jeunes enfants contribuent à éclairer l'idée que l'on peut se faire de la nature du diabète et de ses lésions fondamentales, mais je laisserai soigneusement de côté toutes les discussions, quelque intéressantes qu'elles puissent être, sur la production de la glycosurie et sur l'apparition du sucre dans les urines; je ne saurais m'aventurer dans l'exposé contradictoire des théories si variées que médecins et physiologistes se sont plu à imaginer.

Les limites du sujet sont faciles à déterminer au point de vue de l'âge; nos observations portent seulement depuis la naissance jusqu'à 15 ans. Cette délimitation est évidemment fictive et on peut trouver des sujets plus âgés chez lesquels la marche du diabète est absolument la même que chez de jeunes enfants; mais elle répond en somme à la majorité des faits et se trouve d'accord avec la distinction établie dans les hôpitaux entre les adultes et les enfants.

Un mot encore avant d'entrer en matière.

Doit-on ranger sous le nom de diabète tous les cas de glycosurie? Nous ne le croyons pas et nous nous rattachons à la définition émise par un auteur traitant le même sujet que nous :

« On peut appeler diabète toute glycosurie d'une certaine durée, et d'une intensité nettement appréciable par les réactifs ordinaires. »

CHAPITRE PREMIER

Historique.

Les ouvrages classiques contiennent peu de renseignements sur le diabète dans l'enfance.

Rilliet et Barthez dans leur *Traité des maladies des enfants*, si complet et si consciencieux, n'en font même pas mention.

Barrier (*Traité des maladies de l'enfance*) passe également cette affection sous silence.

M. Bouchut au contraire (*Traité pratique des maladies des nouveau-nés, des enfants à la mamelle et de la seconde enfance*) consacre quelques pages au diabète et rapporte quelques observations dont l'une lui est personnelle.

Si maintenant nous nous reportons aux articles des dictionnaires et aux ouvrages publiés *ex professo* sur le diabète, nous n'y trouvons également que des indications sommaires.

M. le professeur Jaccoud (*Dictionnaire de médecine pratique*) ne fait pas observer que le diabète chez les enfants présente quelques particularités intéressantes.

M. Bouchardat (*De la glycosurie ou du diabète sucré*, Paris, 1875) cite plusieurs cas qu'il a eus sous les yeux, donne, chemin faisant, quelques observations, fruit de sa longue expérience ; mais ce ne sont que des passages épars qu'aucun lien ne réunit.

M. Lécorché (*Traité du diabète*, 1877) consacre deux pages au diabète sucré chez l'enfant, et c'est à peine si, dans la suite de son excellent ouvrage, on trouve quelques lignes se rapportant à cette question.

Mais peu après la publication de ce livre, une thèse était soutenue à la Faculté de Paris (mars 1877) par le docteur Redon, thèse inspirée par MM. Ollivier et Lécorché. Consacrée uniquement à l'étude du diabète sucré chez l'enfant, elle contient un certain nombre d'observations inédites, et nous aurons maintes fois occasion de recourir à ce consciencieux travail.

A l'étranger, les ouvrages si connus de Seegen en Allemagne, de Cantani en Italie (traduction de Charvet, 1876), tous deux riches d'observations personnelles, l'article de Senator dans le *Ziemssens's Handbuch*, ne donnent sur l'objet de nos recherches que des renseignements très incomplets.

Vogel (de Dorpat) (*Traité des maladies de l'enfance*) passe ce sujet sous silence.

West (*Leçons sur les maladies des enfants*, 6e édition, trad. d'Archambault) rapporte en quelques lignes deux observations personnelles sur lesquelles nous aurons plus tard occasion de revenir, mais n'en tire aucun enseignement didactique.

Parmi les nombreuses publications faites en Allemagne sur le diabète, nous avons encore à citer une thèse de Niedergesäss (*Dissertatio inauguralis*, Berlin, 1873. *Diabetes mellitus infantum*); et plus récemment, dans la publication dirigée par le professeur Gerhardt (de Würzburg) (*Handbuch der Kinderkrankheiten*, Tübingen, 1878), Külz a fait paraître une courte monographie sur le diabète des enfants, avec un riche index bibliographique.

Nous aurons lieu plus loin d'indiquer une série d'observations éparses dans de nombreux recueils français et étrangers, observations dont beaucoup malheureusement sont d'une brièveté regrettable.

CHAPITRE II

Étiologie.

FRÉQUENCE DU DIABÈTE.

Le diabète est très rare chez les enfants, telle est la doctrine habituellement enseignée; nous allons voir si elle est juste, et passer en revue les opinions des divers auteurs qui en ont fait mention, ou qui ont plus spécialement étudié cette question.

Examinons d'abord ce que disent les médecins anglais.

Venables (*A Practical treatise on diabetes*, 1825) admet que le diabète est très fréquent chez les enfants, ce qu'il explique en supposant que l'acidité du lait de la mère ou de la nourrice peut donner une tendance, sinon établir une prédisposition au diabète qui se manifestera à un âge plus avancé.

Mais la lecture de ses observations ne nous permet pas d'ajouter foi à sa parole; il s'agit selon nous presque uniquement de diabète insipide et non de diabète sucré. Dans un seul cas, il indique que l'on trouve du sucre en abondance (voir obs. VIII).

Dewees (*Diseases of children*, 1826), cité par Redon, croit qu'au-dessous de dix ans le diabète serait cinq fois plus fréquent chez les filles que chez les garçons, ce qui est à peu près l'inverse, dit-il, de ce que l'on voit chez l'homme.

Prout (*On the nature and treatment of stomach and renal diseases*, 1848), qui en trente ans de pratique a observé près de 700 cas de diabète, a vu 1 cas chez un enfant de cinq ans (voir obs. XIV, Mac Intyre) et 12 entre huit et vingt ans, dont 4 jeunes filles, et il ajoute que tous ces malades sont morts plus ou moins rapidement.

West, au moment où il publiait la 4e édition de son *Treatise of diseases of children*, Londres 1859, n'avait pas vu un cas de diabète infantile. Et l'on sait pourtant quelle était sa vaste expérience. Il a vu, dit-il, plus de 16 000 malades. Dans sa 6e édition (1875) (traduction d'Archambault), il en rapporte brièvement 5 cas.

Voici maintenant les résultats fournis par les auteur allemands :

Heller (*Heller's Archiv*, 1852) sur 30 cas (28 hommes, 2 femmes) de diabète en a observé 1 chez un enfant de cinq ans.

Oppolzer (*Heller's archiv*, 1852), sur 21 cas (17 hommes, 4 femmes), 1 chez un enfant de quatorze ans.

Senator (*Berliner klinische Wochenschrift*, 1872) dans une communication à une société médicale de Berlin dit qu'on ne trouve dans la littérature que quelques cas de diabète chez les enfants, où il est excessivement rare (*ungemein selten*), et à côté de 2 cas personnels il n'en rapporte que 6 autres publiés depuis 1850 jusqu'en 1868. Ce sont les cas de Hauner (obs. XV), Brown (obs. XXVI), Fischer (obs. XXV), Bækler (*Virchow's Jahresbericht*, 1868), Heiberg (obs. XXIII) et de Gelmo.

Quelques années plus tard le même auteur (*Handbuch der Speciel. Pathologie und Therapie von Ziemssen*), nous fait savoir qu'à la polyclinique de Romberg sur 5900 enfants on compta 1 diabète sucré, 2 diabètes insipides.

En 1873 Hirschsprung (*Ugeskrift for Læger*, analysé in *Jahrbuch für Kinderkrankheiten*, 1873) rapporte 11 cas publiés antérieurement, plus un seul qui lui est personnel (obs. XLII).

La même année Niedergesäss (*loc. cit.*), d'accord avec Senator, soutient que le diabète chez l'enfant est très rare, si rare que certains médecins d'une grande expérience n'en ont jamais vu, et que quelques autres nient l'existence de cette affection dans le bas âge.

En 1874 Richard Schmitz (*Zur Ætiologie des Diabetes mellitus*, *Berliner klinische Wochenschrift*), rapportant 104 cas de diabète, en trouve seulement 4 au-dessous de 15 ans (1 de 4 ans, 1 de 11 ans 1/2, 2 de 15).

J'arrive maintenant aux auteurs français.

Durand-Fardel (*Traité du diabète*, Paris, 1869), sur 258 cas de diabète chez l'homme, n'en a pas vu un seul au-dessous de 19 ans ; sur 72 femmes il cite 1 cas à 11 ans, 1 à 13, 2 à 15.

Andral (*Documents pour servir à l'histoire de la glyco-*

surie in *Comptes rendus de l'Académie des sciences*, 1875) sur une statistique de 84 malades en rapporte 2 au-dessous de 6 ans (à 3 et 5 ans) et 3 de 10 à 20.

M. Bouchardat (*loc. cit.*) enseigne que le diabète sucré vrai s'observe à tous les âges : « A l'hôpital des Enfants « à Paris, dit-il, la glycosurie est excessivement rare ; « c'est aussi ce que je suis porté à croire. Cependant « j'ai été consulté pour des glycosuriques de presque « tous les âges, après le sevrage, à 2, 3, 5 et 10 ans ; « mais ces malades ne se montrent à ma consultation « que de loin en loin. » (Page 177.)

Plus loin cependant (page 183) il semble revenir un peu sur cette affirmation et il ajoute : « Je ne dirai pas « que la glycosurie est rare avant 12 ans; peut-être « n'est-elle que méconnue, toujours est-il que je suis « rarement consulté pour des enfants au-dessous de « cet âge. »

Cette opinion de Bouchardat nous la retrouverons dans la bouche des médecins des hôpitaux d'enfants les plus autorisés ; d'après Fauconneau-Dufresne (*Guide du diabétique*, 1861), Guersant n'avait vu que 2 cas au-dessous de 15 ans, Trousseau 1 à 9 ans, Valleix 1 à 7 ans.

C'est également ce que j'ai entendu dire à mon excellent maître le docteur Labric. Depuis 16 ans qu'il est à l'hôpital de la rue de Sèvres, en dehors des 3 cas observés cette année-ci en même temps, il n'avait vu qu'un seul enfant diabétique ; et chaque année il entre dans son service au moins 800 malades, soit en 16 ans 12 à 13 000 enfants.

Malgré tous ces témoignages apportés en faveur de la rareté du diabète, Redon croit cette affection moins exceptionnelle qu'on ne l'admet. D'après lui, souvent méconnue chez l'adulte, elle l'est bien plus souvent encore chez l'enfant, et il paraît convaincu « qu'un cer- « tain nombre de morts attribuées à des maladies des « voies digestives, respiratoires, etc., sont imputables « au diabète ». Cela est possible, mais la preuve nous échappe, et ce n'est pas avec des convictions ou des suppositions que se fait la science.

C'est surtout en se servant de deux statistiques fournies par les médecins d'outre-Manche que Redon pense soutenir son affirmation.

Roberts (*Urinary and renal Diseases*, 1865) a publié un tableau intéressant indiquant la fréquence de la mortalité chez les diabétiques aux différents âges de la vie, tableau tiré du *Registrar general reports* pendant la période décennale de 1851 à 1860 (Lécorché par erreur indique 1858 à 1868), et qui porte sur 4546 cas de diabète, dont 3032 chez l'homme, et 1514 chez la femme, pour une population de 19 millions.

Voici les résultats de la table mortuaire pour la partie qui nous intéresse :

Sexe.	Avant 5 ans.	De 5 à 10.	De 10 à 15.	Total.
Garçons.	28	40	97	165
Filles.	23	42	78	143
	51	82	175	308

Un deuxième tableau est extrait d'un relevé général des maladies s'étant terminées par la mort dans toute l'Angleterre en 1874. (Redon, *loc. cit.*)

On trouve 1003 cas de morts par le diabète, et, examiné à notre point de vue, le tableau donne les chiffres suivants :

Sexe.	Avant 5 ans.	De 5 à 10.	De 10 à 15.	Total.
Garçons.	9	15	23	47
Filles.	2	24	24	50
	11	39	47	97

Partant de ces chiffres, Redon nous dit que le premier tableau donne une moyenne annuelle de 31 cas de morts par le diabète chez l'enfant, que le second indique 97 cas pour la seule année 1874, et par des calculs sur la population comparée de l'Angleterre et de Paris, il prouve qu'à Paris il devrait y avoir de 3 à 8 ou 9 enfants diabétiques par an. (Ajoutons qu'il fait, croyons-nous, erreur en attribuant une population de 28 millions à l'Angleterre; ces 28 millions répondent au Royaume-Uni; la véritable Angleterre, séparée de l'Écosse par le Tweed, ne compte que 19 à 20 millions d'habitants et c'est à elle seule que s'applique le *Registrar general.*)

Aux tableaux ci-dessus je vais en ajouter un troisième qui m'est fourni par Howship Dickinson (*Diseases of the kidneys and urinary derangements*, 1875), tableau tiré également des *Registrar general reports* de 1861 à 1870.

La mortalité, par le fait du diabète, s'est élevée au chiffre de 6494, dont 4271 hommes et 2223 femmes.

La proportion de la mortalité pour les deux sexes est à peu près la même que dans le tableau de la période décennale précédente. Nous trouvons de plus des indications détaillées sur la mortalité dans l'enfance :

Age.	Garçons.	Filles.	Total.	Proportion des morts sur le nombre des vivants.
Avant 1 an	4	4	8	
A 1 an.	10	9	19	
A 2 ans.	12	4	16	$\frac{1}{378,253}$
A 3 ans.	7	8	15	
A 4 ans.	8	8	16	
Total avant 5 ans. .	41	33	74	
De 5 à 10.	62	52	114	$\frac{1}{205,649}$
De 10 à 15. . . .	113	87	200	$\frac{1}{10,525}$
	216	172	388	

Mais après nous avoir donné ce tableau, Dickinson nous apprend que la statistique du *Registrar general* porte sans distinction sur les cas de *diabetes mellitus* et *insipidus*, et il fait remarquer que les cas décrits comme diabète dans les premières années de la vie se rattachent sans doute au diabète insipide : car, d'après son expérience personnelle, le diabète sucré est inconnu dans la première enfance, tandis que le diabète insipide y est bien plus fréquent.

Nous sommes donc obligé de faire les plus grandes réserves sur la valeur des tableaux cités par Redon, et de celui que nous venons de rapporter. Nous ne nous croyons pas en droit d'en tirer la moindre conclusion, puisqu'il nous manque une base solide pour établir nos déductions.

Que penser après cela de la force de l'argument de Redon? (Nous devons faire observer d'ailleurs que M. Lécorché et Senator ont également accepté le tableau de Roberts sans la moindre critique.)

Nous aurons plus volontiers recours à des statistiques bien moins étendues, mais plus exactes.

Griesinger (*Studien über diabetes in Archiv für phys. Heilkunde*, 1858) a dressé une table de 217 cas (165 hommes, 52 femmes); on trouve : de 0 à 10 ans, 3 garçons (1,7 pour 100); 3 filles (5,6 pour 100); de 10 à 20 ans, 22 garçons (12,7 pour 100); 14 filles (25,4 pour 100).

Malheureusement, comme on le voit, il procède par divisions décennales.

C'est également par divisions de 10 en 10 ans qu'est formée la statistique de Blau (*Schmidt's Jahrbuch*, 1875) obtenue en réunissant celles de Seegen (140 cas, *Der Diabetes mellitus auf Gründlage zahlreicher Beobachtungen, dargestellt*, Leipzig, 1870); de Schaper (49 cas, *Ein Fall von D. M. entstanden durch Trauma, Dissertatio Göttingen*, 1877); de Schmitz (104 cas, *loc. cit.*); de Leudet (*Clinique médicale de l'Hôtel-Dieu de Rouen*, 1874 (41 cas).

Sur 334 cas, Blau en compte 4 de 1 à 10, 24 de 10 à 20.

Cantani (*loc. cit.*) indique sur un total de 186 cas : 1 de 6 à 10 ans; 3 de 11 à 15 ans.

Enfin dans Külz se trouve un tableau que nous reproduirons plus loin (voir après les observations), contenant tous les cas publiés jusqu'en 1878. Nous pourrons en ajouter plusieurs que nous avons trouvés épars dans la littérature médicale française et étrangère.

En résumé, contrairement à l'opinion de Redon que le diabète de l'enfant est bien moins rare qu'on ne l'a cru, nous croyons pouvoir maintenir la conclusion adoptée par la grande majorité des auteurs et des cliniciens : le diabète sucré est très rare dans l'enfance.

AGE.

Examinons maintenant en détail l'âge de nos malades. Külz ne nous donne sur ce point qu'un bref résumé. Écartant 1 cas où l'âge n'est pas indiqué, il calcule sur 110 cas :

Avant le sevrage.	3	1 garçon	2 filles.
A un âge plus avancé[1] . .	29	14 —	10 —
Enfants formés[2].	78	29 —	45 —

Nous croyons intéressant d'étudier cette statistique en opérant des subdivisions plus précises que celles dont s'est contenté l'auteur allemand.

Les 3 cas au-dessous de 1 an se décomposent ainsi :

1° Enfant de 14 jours. Kitselle (*Journal für Kinderkrankheiten*, 1852 (voir obs. XVI); ce cas, que nous rapportons plus loin, nous paraît douteux, ainsi qu'à Külz ; il n'y avait peut-être qu'une simple polyurie.

2° Enfant de 6 mois (Rosing, *Dissertatio Marburg*, 1855) atteint d'hydrocéphalie aiguë.

3° Enfant de 7 mois (Rossbach, *Berliner klinische Wochenschrift*, 1874, obs. XLV). Il avait reçu sur la tête un coup violent.

1. Dans 5 cas le sexe n'est pas indiqué.
2. Dans 4 cas — —

	Cas.		Cas.
Au-dessous de 1 an. . . .	3	A 8 ans.	3
De 1 à 2 ans.	4	A 9 ans.	8
De 2 à 3 ans.	2	A 10 ans.	8
De 3 à 4 ans.	6	A 11 ans.	13
De 4 à 5 ans.	5	A 12 ans.	18
De 5 à 6 ans.	6	A 13 ans.	9
De 6 à 7 ans.	6	A 14 ans.	12
De 7 à 8 ans.	5	A 15 ans.	7

On voit d'après ce tableau que de 3 à 8 ans le nombre des cas varie entre 5 et 6.

A partir de 9 il s'élève sensiblement, atteint son maximum à 12 ans pour retomber fort bas à 15 ans.

Notre tableau porte sur 39 cas, nous devons en retrancher deux où l'âge n'a pas été indiqué.

Foster (obs. LXV); Bouchardat (obs. XLVIII) :

	Cas.		Cas.
Au dessous de 1 an (10 mois).	1	A 10 ans.	3
De 1 à 2 ans (15 à 18 mois).	2	A 11 ans.	7
A 2 ans.	1	A 12 ans.	3
De 4 à 5 ans.	3	A 13 ans.	4
A 7 ans.	2	A 14 ans.	6
A 8 ans.	6	A 15 ans.	3
A 9 ans.	1		

Nous pouvons ici admettre avec Redon que c'est surtout la partie moyenne de la seconde enfance qui paraît prédisposer le plus à la manifestation du diabète.

Rémond (*Archives de médecine*, 1877) admet aussi sans discussion le maximum de 9 à 12 indiqué par Redon.

Si maintenant nous combinons le premier tableau, que nous avons tiré de l'article de Külz, avec celui que nous avons dressé avec d'autres observations, nous arrivons à des résultats analogues.

	Cas.		Cas.
Au-dessous de 1 an. . . .	4	A 8 ans.	4
De 1 à 2 ans.	6	A 9 ans.	9
De 2 à 3 ans.	3	A 10 ans.	11
De 3 à 4 ans.	6	A 11 ans.	20
De 4 à 5 ans.	8	A 12 ans.	21
De 5 à 6 ans.	6	A 13 ans.	13
De 6 à 7 ans.	6	A 14 ans.	18
De 7 à 8 ans.	7	A 15 ans.	5

Il y a, comme on voit, un maximum bien évident à 11 et 12 ans, puis à 14 ans. A 15 ans, au contraire, nous retrouvons la décroissance fortement accentuée.

SEXE.

Redon, éliminant sur ses 32 cas ceux où il y a eu traumatisme, donne les chiffres suivants : garçons, 12; filles, 16.

De sorte que, selon lui, le sexe féminin paraît disposer au diabète un peu plus que le sexe masculin, dans la proposition de 4 à 3.

Rémond (*loc. cit.*) se borne à reproduire cette assertion sans la contrôler.

La prédominance du sexe féminin est également admise par les auteurs allemands ; c'est ainsi que Niedergesäss (*loc. cit.*) indique les chiffres suivants : 10 filles, 2 garçons; Günther (*Uber die Häufigkeit des Vorkommens von D. M. in kindlichen Alter. Dissertatio Marburg*, 1874), 26 filles, 8 garçons; Gerhardt, 12 filles,

7 garçons; Senator, 18 filles, 12 garçons. Rappelons ici la statistique de Durand-Fardel. Au-dessous de 15 ans pas de garçons sur 238 hommes, 4 filles sur 72 femmes. En dépouillant la riche statistique de Külz, nous trouvons sur 111 cas, 45 garçons, 57 filles.

Dans 9 cas le sexe n'est pas indiqué. Külz comprend également tous les cas de diabète, qu'ils soient d'origine traumatique, héréditaire ou spontanée.

Nous ne croyons pas qu'il y ait lieu d'agir différemment.

Sur la question de la prédominance du sexe féminin, Külz est donc d'accord avec Redon.

De notre côté nous trouvons sur 40 cas, 16 filles, 22 garçons.

Dans un cas le sexe n'est pas indiqué (enfant de 18 mois). Notre statistique serait donc favorable aux garçons. En ajoutant nos 38 cas aux 102 de Külz, le résultat définitif est le suivant : sur 140 cas, 73 filles, 67 garçons.

On voit que nous arrivons presque à l'égalité entre les deux sexes.

Le fait de l'égalité entre les deux sexes dans l'enfance, ou plutôt de la prédominance du sexe féminin, forme un remarquable contraste avec la prépondérance du sexe masculin chez les adultes. Que l'on consulte en effet toutes les statistiques françaises ou étrangères, toutes plaident dans le même sens.

Griesinger, sur	225	cas compte	172	hommes	53	femmes.
Seegen, sur.	140	—	100	—	40	—
Zimmer, sur.	62	—	49	—	13	—
Schmitz, sur	104	—	77	—	27	—

Cantani, sur	168	cas compte	150	hommes	18	femmes.
Fauconneau-Dufresne, sur.	148	—	106	—	42	
Andral, sur.	84	—	52	—	32	—
Durand-Fardel, sur. . . .	506	—	390	—	116	—

La seule statistique contradictoire est celle de la clinique d'Iéna publiée par Ruikoldt (*Ein Beiträge zur Lehre der Zuckerharnruhr*, 1865); mais elle repose sur un trop petit nombre de faits : 13 malades sur lesquels on ne compte que 3 hommes. En résumé, chez l'adulte prédominance très marquée du sexe masculin, dans l'enfance prédominance légère du sexe féminin.

Abordons de plus près les conditions étiologiques du diabète chez l'enfant, et sans entrer dans la discussion des théories émises sur la pathogénie de la glycosurie, voyons ce qu'enseigne l'observation clinique. Un fait des plus saillants, et que nous devons tout d'abord mettre en lumière, c'est l'hérédité du diabète, et au lieu de dire, avec Lécorché, que l'hérédité joue peut-être un certain rôle dans la production du diabète, et que les éléments ne sont pas assez nombreux pour qu'on puisse se prononcer définitivement à cet égard, nous nous croyons le droit d'être plus affirmatif, et les exemples que nous allons citer nous paraissent concluants.

Nous pouvons les diviser en deux groupes.

Dans le premier groupe nous rangeons les cas où les ascendants directs ou indirects ont été diabétiques.

Déjà en 1696, Morton (cité par Redon) rapporte le cas d'un enfant diabétique dont le père était atteint de la même maladie.

Mosler (*Berliner klinische Wochenschrift*, 1864) a été consulté par une femme de 47 ans devenue récemment diabétique; trois semaines après son fils âgé de 15 ans présentait les mêmes symptômes que sa mère ; et en l'interrogeant, on apprenait que son grand-père, sa grand'mère, et deux grand'tantes étaient morts du diabète.

Bence Jones (*Lectures on chimical and mecanical diseases*, *Medical Times and Gazette*, janvier 1865) a soigné un homme de 51 ans, souffrant du diabète depuis 4 ans ; une de ses filles âgée de 4 ans fut prise de la même maladie, et mourut au bout de 7 mois (et non 6 ans, comme le dit Redon).

Rappelons que Seegen (*loc. cit.*), qui a dirigé tout particulièrement son attention sur l'hérédité, donne des chiffres intéressants, portant, nous devons le faire remarquer, sur les adultes comme sur les enfants. Sur 140 cas, dans 8 le père ou la mère étaient diabétiques, dans 4 on trouvait le père ou la mère et un ou plusieurs frères et sœurs.

Ici encore Külz nous fournit des renseignements précieux. Dans un cas (obs. XL) la mère était diabétique.

Dans un cas (Rossbach, *loc. cit.*) le père et un frère étaient diabétiques. Dans deux cas (Hlawacek) la mère et un frère. Dans un cas (Zimmer) la mère, un grand-oncle et une sœur.

Dans un cas (obs. LVIII) grand-père diabétique.

Dans un cas (obs. LXII) un cousin de la mère et le père de ce cousin étaient diabétiques.

Dans le deuxième groupe nous classons les cas où, dans une même famille, deux ou plusieurs frères et sœurs étaient diabétiques [1].

Isenflamm (*Versuch einiger praktischen Anmerkungen über die Eingeweide*, Erlangen, 1784), que citent Durand-Fardel, Cantani, etc., parlerait de 7 ou 8 frères tous morts diabétiques entre 7 et 8 ans. (Je regrette de n'avoir pu contrôler cette assertion sur le texte même, mais l'ouvrage de l'auteur allemand ne se trouve pas à la bibliothèque de la Faculté.)

Un cas comparable nous est rapporté par Roberts (*loc. cit.*) ; dans une même famille il a vu 8 enfants, tous diabétiques, les parents étaient sains.

Sir Thomas Watson cité par Dickinson (*loc. cit.*) a vu 3 enfants, 2 garçons et une fille diabétiques. Bence-Jones (*loc. cit.*) rapporte un fait analogue, mais avec plus de détail ; 3 enfants meurent du diabète, une fillette de 4 ans et demi malade depuis moins d'un an, une fillette de 7 ans malade depuis deux ans, un garçon de 15 ans, malade depuis 3 ans. Nous ferons remarquer en passant la rapidité croissante d'évolution de la maladie de l'aîné à la cadette.

West (*loc. cit.*) cite une fillette de 5 ans et demi diabétique, un frère était mort du diabète à 2 ans, une sœur à 2 ans et demi.

Kieser (obs. X) soigne une fillette dont le frère est mort 10 ans auparavant du diabète, à l'âge de 8 ans.

1. Morton (d'après M. Bouchut) signale le diabète comme une disposition de race, car il a vu cette maladie sur tous les enfants mâles d'une même famille.

Seegen (*loc. cit.*) sur ses 140 cas en trouve 10 où des frères et sœurs étaient diabétiques. Dans Külz (*loc. cit.*) nous trouvons les renseignements suivants : Sloane (obs. XXI), une sœur morte diabétique à 25 ans; Pavy, sur deux enfants, un garçon de 13 ans, une fille de 9 ans morts diabétiques; Cantani (*loc. cit.*), un frère mort diabétique. Külz rapporte aussi le cas de West, déjà indiqué et un cas de Seegen (obs. XXX).

L'ensemble de ces faits forme, croyons-nous, un tout assez compacte pour emporter la conviction. Mais à côté de ces cas de transmission héréditaire du diabète, nous pouvons en citer d'autres où on a pu incriminer la transmission, soit de névroses, soit de diathèses. Point n'est besoin de rappeler combien Trousseau insiste dans ses cliniques sur la transformation des affections nerveuses les unes dans les autres. Dans un cas (obs. XXX) la mère était aliénée. Dans le cas de Legroux (obs. LVIII) le père était aliéné, la mère tuberculeuse (rappelons ici que le grand-père était diabétique).

Dans un cas (obs. XLI) la grand'mère était goutteuse. Dans un cas (obs. LVI) la mère et le grand-père avaient du psoriasis. Dans un cas (obs. XX) le père était épileptique ; 4 frères et sœurs étaient morts d'épilepsie (?).

Dans deux cas (obs. LX et LXI) plusieurs frères sont morts de la coqueluche, et pour quelques-uns la toux spasmodique s'est accompagnée de convulsions.

Dans un de ces cas un frère est mort d'hydrocéphalie.

Ainsi le diabète peut être transmis par l'hérédité; il peut attaquer plusieurs enfants d'une même famille, ce qui ne peut guère s'expliquer que par une prédisposition spéciale; il peut dans quelques cas se rattacher à la transformation de névroses ou à des diathèses.

Il est d'autres causes prédisposantes, tempéraments, climats, races; mais nous les laisserons de côté pour porter maintenant notre attention sur les causes déterminantes.

En première ligne nous trouvons les affections nerveuses traumatiques ou spontanées.

Nous pouvons compter un certain nombre de faits où un traumatisme portant sur une partie limitée de l'encéphale a déterminé l'apparition de la glycosurie.

Tels sont les cas de Pavy (obs. XXVI) : chez une petite fille de 4 ans qui avait été renversée, il y avait fracture de la base du crâne, épanchement séro-sanguinolent dans les ventricules latéraux, ecchymoses sur le plancher du quatrième ventricule; de Niedergesäss, coup sur la tête en roulant dans un escalier (obs. XLI); de Rossbach (obs. XLV), enfant de 7 mois qui tombe des bras de sa nourrice; de Zimmer, enfant de 12 ans qui fait une chute sur l'occiput.

Fischer (*Archives générales de médecine*, 1862), qui a fait un intéressant travail sur les diabètes d'origine traumatique, fait remarquer que le point qui porte dans la chute n'a pas d'importance, et que le traumatisme ait porté sur l'occiput, sur le sinciput, ou le front, on verra également le diabète se manifester.

Quant aux affections spontanées, nous pouvons les subdiviser en mettant d'un côté les névroses, de l'autre les affections avec lésions matérielles bien évidentes.

Dans un cas de méningite tuberculeuse Brown

(obs. XXXVI) a constaté l'existence du diabète; nous pouvons en rapprocher 2 cas d'hydrocéphalie aiguë rapportés par Rösing.

Reimer (obs. LIII) a publié un cas intéressant de diabète chez un enfant de 7 ans, dont le plancher du quatrième ventricule contenait un gliôme.

Parmi les névroses, nous indiquerons la danse de Saint-Guy. Dans deux cas de *chorea magna* Franque (*Journal für Kinderkrankheiten*, 1867) a observé une glycosurie intermittente; après chaque attaque le sucre paraissait dans les urines; dans l'intervalle, quand le malade était sain, il disparaissait.

Goolden (obs. XVIII) a vu un enfant épileptique dont les urines ont été sucrées pendant plusieurs semaines.

Le même auteur (obs. XVII) a soigné un enfant atteint d'une glycosurie persistante liée à une céphalalgie intense. Celle-ci guérie, la glycosurie disparut[1].

Nous devons rapprocher de ces faits ceux que Racle a notés dans sa thèse d'agrégation sur la glycosurie, 1865. Il rapporte que Laborde a vu en 6 mois 2 cas de glycosurie à l'hôpital des Enfants. « C'est dans la coqueluche après les convulsions (épileptiques ou éclamptiques), dans l'asphyxie liée à la bronchite ou au croup, qu'on rencontre les modifications des urines; « mais en somme c'est un fait rare. » La glycosurie est alors habituellement passagère; il cite, comme exception, une enfant de 5 ans, fille d'un médecin, chez qui

1. Morton et Goolden (Bouchut, *loc. cit.*) ont signalé le diabète après des symptômes cérébraux liés à la dentition.

pendant longtemps on constata l'existence du sucre dans l'urine.

Dans d'autres faits, où on a pu croire à l'influence d'un traumatisme, le coup a porté sur des régions variées, tantôt sur les reins (obs. XXV), tantôt à l'épigastre, Zimmer (*loc. cit.*).

Signalons encore le froid, et surtout le froid humide. Lécorché, se fiant aux observations de Griesinger, d'Oppolzer, etc., le regarde comme exerçant fréquemment une influence néfaste; nous ne le trouvons cité que dans quelques cas à peine, dans ceux de Ruhbaum (indiqué par Külz), de Wisshaupt (obs. XXXII), de Zimmer (*loc. cit.*), de Kien (obs. LXVIII).

On a incriminé aussi, comme cause déterminante du diabète, la nature de l'alimentation. Tantôt l'alimentation était insuffisante, et il faut tenir compte des privations infligées à l'enfant; ainsi Andral rapporte le cas d'un enfant de 3 ans qu'une femme mercenaire avait presque laissé mourir de faim; ce même défaut de nourriture est signalé par Heine (obs. XI et XII), par Hauner (obs. XV), par Senator (obs. XXXIX), par Ingerslev (*Virchow's Jahresbericht*, 1869)[1].

Rappelons que M. le professeur Parrot (*Archives générales de médecine*, 1876, *Études cliniques sur l'urine des nouveau-nés dans l'athrepsie*) a trouvé du sucre dans l'urine des athreptiques, dans plus d'un tiers des cas, surtout quand l'athrepsie revêt la forme aiguë, quand

1. Venables (*loc. cit.*) regarde comme des agents très puissants pour déterminer le diabète ceux que l'on suppose exercer une excitation spéciale sur les reins, tels que le gin, les cantharides, la térébenthine, les alcalins.

les enfants sont inquiets, agités plus que de coutume, ou quand ils sont pris d'une cyanose rapide.

Tantôt au contraire l'alimentation n'est pas insuffisante ; mais elle est défectueuse. Rappelons ici l'opinion de Leudet (*loc. cit.*). Presque tous les diabétiques appartiennent à la classe aisée[1].

Aussi doit-on s'en prendre le plus souvent à une alimentation trop abondante, le plus souvent animale. Il disculpe au contraire le cidre et les féculents, aliments des classes pauvres.

Nous pouvons présenter quelques cas qui sont en contradiction formelle avec l'idée émise plus haut.

Teschemacher (cité par Külz) incrimine un abus excessif de pain frais chez un enfant de 12 ans ; un autre cas plaide dans le même sens (obs. XXII); chez une enfant de 12 ans des expériences répétées ont montré que toutes les fois qu'elle mangeait du pain, le sucre reparaissait dans les urines ; le lait, le sucre, le porter, n'exerçaient pas la même influence.

A côté du pain notons les farineux (obs. XXXII), les sucreries (obs. LIV). Racle (*loc. cit.*) nous dit que chez 2 enfants bien portants M. Lecoq a trouvé 1 et 2 grammes de sucre par litre d'urine, après l'ingestion, en grande quantité, de féculents et de sucreries.

Dans plusieurs cas le diabète a été regardé comme pouvant dépendre de maladies antérieures, maladies locales ou générales.

1. Venables (*loc. cit.*) émet une opinion inverse. Les enfants qui ont le plus souffert, il les a trouvés dans les rangs inférieurs de la société, où les parents ont l'habitude de boire des spiritueux de toutes sortes.

Dans 3 cas nous trouvons noté l'impaludisme (obs. XXIV, XXV, XLIV). On sait que Burdel (de Vierzon) a trouvé du sucre dans les urines des malades pendant les accès de fièvre palustre intermittente.

Redon a rapporté 3 cas où l'on pouvait admettre que la rougeole avait joué un certain rôle dans le développement du diabète, ce sont les cas de Fischer (obs. XXV), de Bouchut (obs. XXXIII), de Barlow (obs. LX); ajoutons-y le cas de Gelmo, indiqué par Külz. Dans ce dernier fait, c'est pendant la convalescence même de la rougeole que se sont accusés les premiers symptômes de l'affection.

Redon parle également de la scarlatine, mais il ne donne aucune preuve à l'appui de son assertion. Il est encore deux maladies dans la convalescence desquelles on a vu déclarer le diabète, à ce que nous dit Külz. C'est la dysentérie : 1 cas d'Aenstoots (*Dissertatio Greifswald*, 1869) ; c'est le typhus (obs. XI) chez un enfant de 7 ans, chez une fille de 15 ans (obs. LII). En résumé nous pouvons dresser le tableau suivant :

Causes prédisposantes	Transmission héréditaire du diabète.	
	Hérédité de névroses.	
	Hérédité de diathèses.	
Causes déterminantes	Traumatisme portant	sur le crâne.
		sur diverses régions
	Maladies du système nerveux	avec lésions.
		sine materia.
	Refroidissement et humidité.	
	Vices d'alimentation	par qualité.
		par quantité.
	Maladies antérieures.	Impaludisme.
		Fièvres éruptives.
		Dysentérie, typhus.

Notons en terminant ce chapitre un cas intéressant.

On admet en général que la fatigue, comme toute cause de débilitation, peut jouer un certain rôle dans la pathogénie du diabète. Or Bence Jones (obs. XXVIII) a vu dans un cas une fatigue extrême amener la suppression passagère de la glycosurie.

CHAPITRE III

Anatomie pathologique.

Système nerveux central. — L'importance des rapports des affections nerveuses avec le diabète nous permet d'assigner le premier rang aux lésions du système cérébro-spinal. Nous ne trouvons malheureusement dans beaucoup d'observations que des indications succinctes ou superficielles; c'est ainsi que tantôt on nous dit que le cerveau est anémié (obs. XV, obs. LXV), tantôt qu'il est hypérémié (Beckler, *Bayer ärty Intelligenzblatt*), que le cerveau et les méninges sont congestionnés, (obs. LXII) que les vaisseaux du cerveau sont congestionnés (obs. XXIX), qu'il existe une hypérémie de la couche médullaire du cerveau, qui est parsemée de points rouges (obs. XIV), que la pie-mère est œdématiée, et que cet œdème s'accompagne d'une légère hydrocéphalie chronique (obs. LXVI), que le cerveau est injecté et qu'il y a une méningite tuberculeuse très étendue (obs. XXXVI), Dans deux cas nous avons eu occasion de pratiquer l'autopsie; dans le premier (obs. IV) le cerveau ne présentait pas traces d'hypérémie, et des coupes fines de la protubérance et du bulbe nous ont montré qu'il n'y avait aucune altération visible à l'œil nu.

Dans le second cas (obs. II) à la convexité du cerveau on voyait un œdème considérable de la pie-mère, d'aspect gélatineux; au milieu de cette couche molle, translucide, étaient disséminés de petits points jaunâtres et miliaires, surtout le long des vaisseaux; les veines superficielles étaient très dilatées et remplies de sang liquide. A la coupe du cerveau on a vu s'écouler le liquide céphalo-rachidien en grande quantité. L'encéphale était remarquablement pâle et décoloré ; dans la région occipitale seule il y avait un sablé, manifeste surtout dans la substance blanche.

Ces altérations du cerveau sont bien vagues et bien contradictoires; aussi Howship Dickinson (*Medico-chirurgical Transactions*, 1870) ne s'en déclare pas satisfait, et, grâce à ses recherches histologiques, il arrive à des résultats qui lui permettent d'être affirmatif sur l'existence de lésions du système nerveux central dans le diabète.

« Le diabète, dit-il, a été jusqu'ici regardé comme « un trouble fonctionnel et on l'a attribué à une action « erronée (?) plutôt qu'à une altération de structure; la « structure et la fonction sont inséparables comme une « cause et un effet. Un trouble passager dans une fonc- « tion a sa source dans une altération temporaire des « solides ou des fluides; dans le diabète, la fonction « est altérée d'une manière permanente, il doit exister « des changements correspondants dans les organes en « jeu. »

Dans un cas que nous citons tout au long (obs. XXXVII), Dickinson a trouvé sur un enfant une série de lésions dont voici le résumé :

Des altérations morbides sont constantes dans le système nerveux, toutes de même nature, de même aspect.

La première altération consiste en une dilatation des vaisseaux sanguins, surtout des artères, avec extravasation de leur contenu ; puis vient une dégénérescence de la substance nerveuse en dehors des vaisseaux gonflés. Enfin destruction du tissu, et formation de cavernes autour des vaisseaux.

Ces altérations, constamment en rapport avec les artères, se rencontrent dans la moelle épinière, l'encéphale, mais surtout le bulbe et la protubérance (olives et plancher du quatrième ventricule). Dickinson conclut de cette autopsie (confirmée par les résultats identiques de quelques autres pratiquées sur des adultes) en affirmant l'association du diabète à une altération substantielle suivant les artères médullo-encéphaliques. « Le diabète est primitivement et essentielle« ment une maladie nerveuse, tantôt symptomatique, « tantôt idiopathique. »

La valeur de ces altérations, il est vrai, a été mise en doute par Müller (*Beiträge zur patholog. Anatomie der Rückenmarks*) et Külz. Les lésions vasculaires et périvasculaires auraient été trouvées chez des individus non diabétiques, auraient fait défaut chez des diabétiques.

Mais à côté de ces lésions microscopiques, sujettes à discussion, nous pouvons rapporter des cas où il y avait des modifications bien nettes du plancher du quatrième ventricule.

Pavy a trouvé chez une petite fille, prise de glycosurie après un violent traumatisme, des ecchymoses dans le plancher du quatrième ventricule (obs. XXVI).

Reimer (obs. LIII), chez un enfant de 7 ans, a découvert à l'autopsie une tumeur siégeant dans le plancher du quatrième ventricule, tumeur irrégulière, jaunâtre, mesurant 6 millimètres de long sur 4 d'épaisseur et 3 de large, contenant au centre un petit noyau hémorrhagique. L'examen histologique montra qu'il s'agissait d'un gliôme à grosses cellules.

Sang. — Nous n'avons rien à dire sur le sang pour le diabète en général; nous reviendrons sur ce point, au chapitre de l'acétonémie.

Cœur et artères. — De même rien de spécial[1]. Le cœur est en général sain à l'œil nu et au microscope.

Poumons. — Nous apprécions plus loin la justesse de l'idée admise en général de la fréquence de la phthisie chez les diabétiques; nous pouvons dès maintenant voir qu'elle est fortement exagérée.

Quels sont en effet les résultats des autopsies?

Les poumons ont été trouvés sains, nous disent Foster (obs. LXV), Johnson (obs. IX), Ogle (obs. XXIX), Senator (obs. XXXVIII), Schmidt Rimpler (obs. LII); les poumons crépitent partout (obs. XXIII).

Ils présentent l'aspect de poumons à l'état fœtal (obs. XIV, obs. XL).

1. Foster a vu au microscope l'hypertrophie de la tunique musculaire des artérioles de la pie-mère.

Ils sont congestionnés (obs. LXIX), splénisés (obs. II). Les poumons sont sains, sauf quelques lobules qui sont rouges et hépatisés (obs. XXVI). Dans un cas il y avait de la pleurésie chronique et de la congestion (obs. LIII).

Dans un cas, outre la congestion et la pleurésie chronique on constatait dans un lobe une hépatisation grise assez étendue (obs. LVII). Ajoutons que dans plusieurs autopsies on signale expressément l'absence de tubercules. On trouve quelques petits noyaux tuberculeux au sommet d'un poumon (obs. XXXVII). Dans l'observation IV au sommet gauche il existait un petit tubercule crétacé; dans les deux poumons quelques noyaux caséeux étaient disséminés. A la base du poumon gauche se trouvait un large foyer d'infiltration sanguine, et à la base du poumon droit un noyau de pneumonie grisâtre et en voie de ramollissement.

Dans un seul cas (obs. XXXIII) on a trouvé une vaste caverne, avec de nombreux tubercules disséminés dans les poumons et dans les ganglions bronchiques.

Signalons comme lésions exceptionnelles : un cas de gangrène multiple du poumon (obs. LXVI), accompagné de tuberculose pleurale (?), un cas de tuberculose miliaire (obs. XXXVI), un cas d'embolies graisseuses (obs. LXX). Nous étudierons ce dernier cas en détail au chapitre de l'acétonémie.

Nous pouvons donc, dès maintenant, admettre que la tuberculose pulmonaire est rare chez les enfants diabétiques, la clinique nous donnera la confirmation de ce que nous venons d'avancer.

Estomac. — Les auteurs nous donnent rarement des indications sur l'état de l'estomac, se bornant à dire rapidement que le tube digestif, ou plus simplement encore que les viscères abdominaux ne paraissent pas altérés.

Bouchut, Dickinson et Johnson disent formellement que la cavité stomacale est saine. Southey (obs. LXIX) parle de taches purpuriques et d'ecchymoses; il s'agit d'un cas de mort par acétonémie; nous avons trouvé l'estomac dilaté, avec des ecchymoses sous-muqueuses (obs. II). Mac Intyre (obs. XIV) a vu aussi des ecchymoses de la muqueuse, mais il indique de plus une perforation des parois stomacales et du diaphragme; il fait d'ailleurs des réserves sur la valeur de ces lésions et les croit *post mortem*; il les attribue à une auto-digestion de l'estomac.

Intestins. — Souvent aussi on passe sous silence leur aspect. Southey, Bouchut et quelques autres les ont trouvés normaux. Dans un cas (obs. XV), on les vus remplis d'excréments durs, dans plusieurs cas on a noté une vascularisation plus ou moins vive de leur surface péritonéale et même des adhérences entre les anses. Dans l'observation II on signale leur extrême dilatation avec des congestions limitées.

Pancréas. — Dans une thèse récente, 1879, inspirée par M. Lancereaux, Lapierre a étudié les rapports du diabète maigre avec les altérations du pancréas; quoique chez les enfants le diabète revête toujours cette forme, je n'ai vu signalées dans aucune observation les lésions relevées par cet auteur, atrophie primitive ou consécutive à l'oblitération du canal pancréatique, au cancer du pancréas, etc.

Les auteurs ne font même pas mention de son état ; Mac Intyre seul dit qu'il l'a trouvé sain. Dans les cas que j'ai eus sous les yeux je n'y ai pas observé de lésions macroscopiques[1].

Foie. — Pour cet organe les renseignements sont plus nombreux. Dans un certain nombre de cas il est dit d'une manière positive qu'il est normal (obs. IX, XIV, XXIII, XXXVII, LVII, LXII, LXIX).

Foster (obs. LXV) le trouve gros, il pèse 1600 grammes, pâle, l'étude histologique montre que sa structure est saine. Dans le cas qui nous est personnel il était manifestement anémié. Archambault (obs. LVII) et Rossbach (obs. XLV) signalent son hypérémie.

Ogle (obs. XXIX) a vu le foie gros ; dans le cas de Reimer (obs. LIII) le foie de grosseur normale a une couleur violet pâle à la surface, muscade à la coupe ; il laisse sur le couteau un aspect de graisse. Pavy (obs. XXVII) a trouvé le foie chargé de sucre d'une consistance de cuir, d'ailleurs gras[2]. Pour Wilks, dont il nous fait connaître l'opinion, le foie diabétique présenterait à l'œil nu un aspect qui permettrait de le distinguer des autres ; il serait ferme, consistant, d'un aspect uniforme et sombre. La bile aurait une couleur frappante, ressemblant à de la mixture de rhubarbe.

1. Voir à la fin de l'observation II pour les lésions microscopiques du pancréas, du foie et des reins.

2. Au microscope on voyait des cellules distinctes contenant des granulations graisseuses disséminées entre les cellules hépatiques.

Rappelons que le professeur Parrot (*loc. cit.*) a toujours trouvé chez les athreptiques glycosuriques une stéatose des cellules hépatiques à la périphérie des lobules.

Rate.—Son état est noté dans peu d'observations. Elle était saine, nous disent Johnson et Dickinson; petite et molle, Foster; saine dans les deux cas qui nous sont personnels (obs. II et IV). Nous devons ici rappeler que Vincent Harris (*Saint-Bartholomew's Hospital Reports*, 1875) a observé la tuméfaction de la rate au début du diabète. et qu'il explique ce fait par un engorgement de la circulation porte.

Reins.— Les altérations rénales sont si fréquentes, qu'il s'est trouvé, dit Lécorché, des auteurs qui en ont fait le point de départ du diabète; c'est, en effet, ce que nous voyons dans Venables (*loc. cit.*); aussi ce médecin pour combattre l'hypérémie rénale appliquait, sur la région lombaire, sangsues, ventouses scarifiées, vésicatoires, sinapismes, etc. Voyons si les nécropsies confirment ces données théoriques. Dans quelques cas seulement, on les a trouvés sains (obs. LXV et LXIX). Dans un cas qui nous est personnel (obs. IV), ils étaient de volume normal et anémiés.

Habituellement, ils sont volumineux et hypérémiés: c'est à ce résultat que nous arrivons en dépouillant les observations II, IX, XV, XXIX, XXXIII, XLV, LIII, LVII et la clinique de Leudet (*loc. cit.*).

Nous ferons observer de plus que, dans le cas de Hauner (obs. XV) on trouva des petits abcès disséminés dans les deux substances. La muqueuse vésicale était aussi enflammée.

Dans le cas de Leudet, il s'agissait d'un garçon de treize ans, chez qui on découvrit un petit abcès du volume d'un grain de chènevis dans un des reins. Cette collection purulente, non enkystée, présentait un pus parfaitement reconnaissable à l'œil nu et au microscope.

Une seule fois (obs. XXII), il est dit que les reins présentaient la réaction du sucre.

Ici, comme pour le foie, le professeur Parrot a trouvé une stéatose, portant sur les deux substances, chez les athreptiques glycosuriques.

Œil. — L'examen des milieux de l'œil a fourni matière à l'exposition de résultats contradictoires.

Cohen, cité par Racle (*loc. cit.*), trouve dans le cristallin des dépôts de sels de chaux. France et Lécorché n'en trouvent point.

Hepp (de Strasbourg) ne trouve pas de sucre dans l'humeur aqueuse. Hasner prétend y en avoir trouvé.

A l'appui de cette dernière opinion, rappelons brièvement les expériences de Weir Mitchell qui, après avoir injecté 3 grammes de sirop de sucre sous la peau d'une grenouille, la voit mourir au bout de quelques heures, le cristallin déjà opaque; de Richardson, plongeant deux grenouilles et un poisson dans de l'eau sucrée; la cataracte survint en quelques heures.

Le professeur Zincke, cité par Schmidt Rimpler (obs. LII), ne trouve pas de sucre dans le cristallin (cas de cataracte double), mais bien dans l'humeur vitrée de l'œil droit examiné aussitôt après la mort.

Deutschmann (obs. LIII), chez une enfant non atteinte de cataracte, a tiré de ses recherches les conclusions suivantes :

L'humeur aqueuse est fortement alcaline; l'humeur aqueuse contient 0,4 pour 100 de sucre; l'humeur vitrée, 0,366 pour 100.

CHAPITRE IV

Symptomatologie.

« Les symptômes du diabète sucré chez l'enfant, dit Lécorché (*loc. cit.*), sont les mêmes que chez l'adulte. » « Dans l'ensemble, les symptômes ne diffèrent pas, qu'il s'agisse d'adultes ou d'enfants. » (Külz, *loc. cit.*)

Nous sommes, sur ce point, d'accord avec les auteurs que nous venons de citer; nous croyons cependant que, dans les détails, on peut relever d'assez nombreuses différences et, au chapitre de la marche du diabète, nous aurons occasion de montrer que le diabète subit une évolution plus rapide que chez l'adulte.

Nous allons maintenant étudier, appareil par appareil, les modifications que la glycosurie apporte au fonctionnement normal des organes.

Appareil urinaire, polyurie. — Des trente-deux observations recueillies par Redon, vingt-huit parlent d'une manière positive de l'augmentation notable des urines; dans trois seulement (obs. XIX, XLIV et LVII), la polyurie n'est pas indiquée d'une manière formelle;

dans une seule (obs. XL), il est dit que la quantité des urines avait diminué.

Toutes les observations un peu détaillées que nous avons pu réunir signalent également la polyurie, et notre expérience personnelle nous permet de l'indiquer comme un des premiers symptômes et des plus importants ; on peut donc dire, avec Lécorché, que la sécrétion urinaire est toujours plus ou moins augmentée.

Elle arrive quelquefois à des quantités énormes; Schindler (obs. VII) aurait vu une enfant de douze ans qui urinait jusqu'à 14 quarts de Berlin (soit près de 16 litres). Ma...., observée par Cantani (obs. LV), urinait, au début du traitement, 12 et 14 litres.

Dans l'observation I, le maximum atteint a été 9 lit. 500 le 27 avril ; peu après, le malade était pris de diarrhée, de vomissements, de dyspnée et d'un ensemble de phénomènes qui nous ont fait croire à une attaque d'acétonémie; en même temps, les urines étaient tombées à 2 litres et au-dessous. La moyenne était de 3 à 5 litres par jour.

Dans le cas de W... (obs. III), le maximum de la quantité des urines a été constaté au moment de son entrée, il s'est élevé à près de 8 litres; peu à peu, il redescendit à 5 litres, et, au moment de son départ, il urinait en moyenne 4 litres. C'est également entre 4 et 6 litres qu'oscillent les urines rendues dans un nycthémère par Ch... (obs. II) ; il semble que, chez lui, la sécrétion urinaire était plus régulière qu'elle ne le fut chez J... (obs. I) ; mais, chez celui-ci, quand la polyurie diminuait, il s'établissait une dérivation par l'estomac et les intestins; la diarrhée et les vomissements ramenaient l'équilibre.

A cette polyurie, répond un nombre considérable de mictions. J..., sur qui nous avons pu exercer une surveillance plus exacte que sur les autres, quand il urinait de 3 à 5 litres, avait de cinq à huit mictions; à chaque émission, la quantité des urines variait entre un demi-litre et 1 litre.

D'une manière générale, le nombre des mictions était plus considérable le jour que la nuit, ce qui est l'état normal, ce qui existe chez les diabétiques dont le régime n'est pas strictement réduit à la nourriture animale; quand, en effet, la diète carnée peut être appliquée, les sécrétions nocturnes, comme l'a montré Lécorché, l'emportent sur les sécrétions diurnes.

Southey (obs. LIX) cite le cas d'une petite fille qui, en vingt-quatre heures, eut quinze mictions, dont trois seulement la nuit.

Dans le cas de Kieser (obs. X), l'examen comparatif des quantités de liquide absorbé et d'urines rendues montre la prédominance de ces dernières; la malade, pendant près d'un mois, aurait uriné environ 1 lit. 1/4 par jour de plus qu'elle ne buvait. Il manque à ce tableau, selon nous, la quantité d'aliments solides absorbés; la malade devait y puiser le surplus de liquide qu'elle rendait chaque jour.

Dans un autre cas, au contraire (obs. XXV), il est dit que la quantité des urines est moindre que celle des boissons ingérées.

Il nous a été malheureusement impossible d'étudier ce rapport de la quantité des boissons et des urines; l'indocilité des enfants que nous avons eu à traiter et leur inattention rendait inefficaces toutes recherches sur ce point.

Ajoutons que, dans quelques cas, la polyurie disparaît à l'approche de la mort (obs. IV).

Dans le cas de W... (obs. III), un mouvement fébrile léger amena une diminution notable de la polyurie; en deux jours, elle tomba de 6 litres à 1 lit. 1/2, et s'accompagna de légère diarrhée.

Avec la polyurie, dit Cantani (*loc. cit.*), se montre chez les enfants un symptôme particulier, qui attire souvent le premier leur attention, c'est l'énurésie, c'est l'incontinence d'urine survenant chez de jeunes sujets qui retenaient régulièrement leurs urines.

Deux fois l'auteur italien a vu ce symptôme se manifester. On le trouve consigné dans sept cas publiés depuis 1850 (obs. XV, XXIII, XXV, XXXVII, XXXVIII, Gelmo, *Jahrbuch für Kinder Heilkunde*, 1861, et Bœckler, *Virchow's Jahresbericht*, 1868).

A ces 7 cas nous pouvons ajouter celui de Büdde (obs. XLIII) et un fait qui nous est personnel : W... (obs. III) dans son enfance était sujet à l'incontinence d'urine, et au début de son séjour à l'hôpital, par deux fois il lui est arrivé de laisser couler involontairement ses urines pendant la nuit. « Ce symptôme est si impor-
« tant, continue Cantani, que je conseille d'examiner
« les urines de tous les enfants chez lesquels survient
« de l'incontinence, tout comme je le fais pour les

« adultes atteints de cataracte ou d'impuissance « virile. »

Altérations physiques de l'urine; couleur. — Dans les cas que nous avons observés, l'urine était en général peu colorée, d'un jaune pâle, claire ou légèrement verdâtre; quelquefois un peu opalescente et contenant des flocons de mucus qui flottaient dans le bocal.

C'est à peu près dans les mêmes termes que Prout (*loc. cit.*) définit l'aspect de l'urine; elle est, dit-il, jaune paille ou verdâtre, souvent opalescente ou laiteuse. Le relevé des observations est d'accord en général avec les lignes précédentes.

Liégey (obs. XLIV) l'a vue pâle, limpide; de même Fischer (obs. XXV) : elle est jaune paille (obs. XX), jaune clair (obs. LIII), très jaune avec nuages muqueux (obs. XXIII), pâle vert pomme (obs. LXII), pâle avec un œil verdâtre, transparente, bien que légèrement louche, un peu mousseuse. (Durand-Fardel, *loc. cit.*)

Dans quelques cas on l'a vue trouble (obs. XVII), foncée, trouble avec dépôts d'urates (obs. XL) (rappelons que dans ce cas la quantité des urines avait diminué), trouble jaune brun, à la période terminale (obs. LXIX).

Odeur. — Rarement les auteurs ont noté les qualités odorantes de l'urine; elle était très odorante (obs. XXIII), elle exhalait une odeur chloroformique d'une intensité extrême, infecte, remplissant l'appartement tout entier (obs. LXVIII).

Saveur. — Elle est indiquée comme sucrée et fade par Hauner (obs. XV).

Densité. — Voici une série de chiffres indiqués par divers auteurs : 1028 (obs. XX et LIV), 1022 à 1024 (obs. XVII), 1028 (obs. LXVIII), 1030 à 1031 (obs. LV), 1032 à 1035 (obs. LI et obs. LXII), 1032 (obs. pers. I), 1035 (obs. pers. II), 1035 (obs. LXIX), 1036 (obs. LXVI et obs. LIII), 1035 à 1042 (obs. XL), 1035 à 1038 (obs. LXV), 1040 (obs. XLVI), 1045 (West), 1035 à 1050 (obs. L), 1048 (Dickinson), 1035 à 1056 (obs. XXXVII), 1070 (obs. LVI).

On voit, par ces citations prises au hasard, que la densité moyenne de l'urine chez les enfants diabétiques est de 1030 à 1040.

Altérations chimiques de l'urine, réaction. — Les auteurs qui parlent de cette propriété de l'urine la donnent tous comme acide (obs. XIV, XXIII, XL, XLIV, LIII).

Dans un cas seulement il est dit qu'elle était alcaline et ammoniacale au moment même de l'émission (Goolden, obs. XVII), l'urine cependant était claire.

Composition de l'urine, albuminurie. — S'il faut en croire Prout (*loc. cit.*), on trouverait souvent chez les diabétiques une quantité plus ou moins grande d'albumine chyleuse, qui, agissant comme ferment, amènerait des modifications rapides par la fermentation lactique ou alcoolique.

La fréquence de l'albuminurie nous paraît exagérée par l'auteur anglais. Nous la voyons cependant indiquée dans plusieurs observations ; (obs. VIII) l'albumine était en grande quantité ; Hauner (obs. XV) la signale aussi ; dans l'observation III, nous n'avons pu en noter que des traces. Liégey (obs. XLIV) a découvert un dépôt considérable d'albumine; dans un seul cas on l'a dosé. Schmidt Rimpler (obs. LII) a vu la quantité s'élever à 1/2 pour 100.

Dans 3 cas l'albuminurie s'est manifestée seulement à la période terminale (obs. II, LXII, LXIX).

Urée et sels. — Hauner (obs. XV) aurait constaté une diminution considérable de l'azote, de l'ammoniaque et des phosphates.

Dans l'observation III (pers.), l'urée dosée à plusieurs reprises variait de 20 à 25 grammes par jour; les phosphates de 9 à 10 grammes. Dans l'observation IV (pers.), sur 4 litres d'urine, on trouva 6 grammes par litre, soit 24 grammes; l'enfant urinait 105 grammes de sucre par litre. Grantham (obs. XX) se borne à dire que l'urée était contenue dans l'urine en quantité normale.

Glycosurie. — Sans glycosurie, pas de diabète; c'est là la caractéristique du diabète.

Nos observations personnelles confirment l'opinion avancée par Redon (*loc. cit.*), que la quantité du sucre est proportionnellement plus considérable chez l'enfant que chez l'adulte; W... (obs. III) oscille de 91 à 81 au début pour tomber à 70, 64, 50; mais, quand il quitte l'hôpital, quoique très amélioré, il urine une quantité énorme de sucre, 80 grammes par litre.

La quantité totale qui s'élevait à 632,686 grammes par jour au début, était encore à sa sortie de 450 grammes. T... (obs. IV), de 80 grammes en décembre, arrive à 105 grammes par litre, au mois de janvier, au taux de 4 litres par jour, soit 420 grammes.

J... (obs. I) reste dans des chiffres bien inférieurs de

45 à 66 grammes de sucre par litre, de 180 à 320 grammes par jour. Ch... (obs. II) de 43 grammes par litre s'élève peu à peu à 70, 80, 98 grammes de sucre par litre, de 200 à 400 grammes et plus par jour.

La glycosurie peut augmenter notablement sans que l'état général semble empiré ; tel est le cas de Ch... (obs. II), dont on n'a jamais pu régler l'alimentation ; il boit et mange tout ce qu'il trouve : tisanes sucrées, sirop, pain, pommes de terre, chocolat, etc. Et cependant il a légèrement augmenté de poids, sa figure est assez fraîche, la peau est plus souple, le corps restant, il est vrai, très maigre.

Parmi les chiffres les plus énormes, nous citerons ceux qu'a atteints M... (obs. XL) ; en quelques jours le sucre s'éleva de 300 à 670 et même 988 grammes, tandis que la quantité des urines suivait une marche ascensionnelle parallèle de 4 litres à 7, 9, 11 et 13 ; ajoutons que la malade guérit complètement.

Un des cas où la quantité de sucre par litre fut le plus considérable, est celui d'Hirschsprung (obs. XLII), 108gr,6 par litre, 6 litres d'urine, soit par jour, 651gr,60. Dans un certain nombre de cas, on a pu voir la glycosurie disparaître en quelques heures ou en quelques jours, soit du fait d'une maladie aiguë intercurrente, soit aux approches de la mort.

Les recherches récentes de M. le professeur Parrot et de Robin (*loc. cit.*) ont montré que l'urine des fœtus, des avortons et des nouveau-nés en bon état, ne réduisait pas la liqueur cupro-potassique ; il n'en est pas de même pour certains athreptiques ; mais le précipité rouge d'oxydule de cuivre, caractéristique de la glycosurie, n'est jamais très abondant et la quantité de sucre ne dépasse pas sans doute 2 à 4 grammes par litre.

Appareil digestif. — Dans cet appareil deux symptômes priment tous les autres : la polyphagie et la polydipsie.

Voyons d'abord ce dernier. En règle, il y a relation intime entre la polydipsie et la polyurie, entre la quantité des boissons ingérées et celle des urines émises.

Nous en avons déjà parlé plus haut.

Nous n'entrerons pas non plus dans une discussion quelque peu subtile, pour savoir lequel des deux symptômes a précédé l'autre; tous deux dépendent de la même modification du sang et du liquide qui baigne intimement les tissus, de la présence du sucre dans l'économie.

La polydipsie s'accuse, en général, la première; c'est d'elle que se plaint d'abord l'enfant; c'est elle que remarquent bientôt les parents; l'enfant est-il au sein, il n'est jamais rassasié, et par ses cris et ses pleurs il réclame que l'on étanche cette soif incessante; plus grand, on le voit toujours cherchant à boire.

Un des types les plus complets que j'aie eus sous les yeux a été Ch... (obs. II). Il ne vivait que pour manger et boire, surtout pour boire. Toute son intelligence ne semblait dirigée que de ce côté, et son esprit peu développé ne concevait que larcins pour vider les pots de tisane de ses voisins de lit, pour dérober leurs rations de lait ou de vin; il ne songeait qu'à se soustraire un instant à la surveillance pour courir se désaltérer à la fontaine de la salle ; chez lui jamais on n'a pu fixer la quantité des liquides absorbés.

Les auteurs se bornent, pour la plupart, à indiquer que la soif est vive, sans donner de chiffres précis.

Conolly (obs. LXII) a vu un enfant de 19 mois absorber de 3 à 4 litres de liquide ; dans quelques cas il est dit, d'une manière positive, que la polydipsie faisait défaut. Goolden (obs. XVII et XVIII), qui a observé deux cas de diabète symptomatique terminés par guérison, et Heiberg (obs. XXIII) sont les seuls qui l'indiquent. On peut supposer que Seegen (obs. XXXI) et West (obs. XLIX), qui remarquent que chez leurs petits malades la soif n'était pas vive, ont eu également sous les yeux des cas où la polydipsie faisait défaut.

Dans nos observations personnelles la polydipsie a été très marquée et constante avec des oscillations; mais nous ne saurions déterminer absolument la quantité des liquides absorbés.

Polyphagie. — La polyphagie semble moins constante que la polydipsie ; nous pouvons citer un certain nombre de cas où elle a fait défaut, où au moins elle n'a pas été mentionnée. Ici encore on se borne à noter la faim vive ou insatiable, sans parler de la quantité d'aliments ingérés.

Dans une série de faits l'appétit était modéré ou bon (obs. XIII, XVIII, XXX, LXII, LXIV, LXVIII). Redon (*loc. cit.*) remarque que dans deux cas il y eut inappétence (obs. XXIII et LVIII).

Cette polyphagie, quelque accusée qu'elle puisse être,

n'est pas toujours persistante et, dans bien des cas, l'ingestion d'aliments en quantité excessive est suivie de troubles gastriques, avec douleurs au creux de l'estomac, nausées, vomissements, inappétence, etc. Ces troubles divers nous ont paru pouvoir être (obs. I) sous la dépendance d'une constipation opiniâtre, dont les purgatifs les plus énergiques ne pouvaient triompher.

Nous reviendrons tout à l'heure sur ces complications.

Dans trois de nos observations personnelles (I, II, III), la polyphagie a été la règle, mais assez souvent troublée (obs. I et II) par ces crises gastriques dont nous venons de parler.

Redon (*loc. cit.*) fait observer avec raison que, en général, même dans les cas où la polyphagie est le plus accusée, on voit l'inappétence se manifester à la période terminale de la maladie, et il attribue une grande valeur pronostique à ce symptôme.

Nous signalerons surtout le fait rapporté par Cantani (obs. LV). La diète carnée, employée avec une grande rigueur, a amené la guérison, et un tableau dressé par l'auteur nous montre quelle est la quantité de viande absorbée chaque jour.

Examinons maintenant plus en détail les diverses parties du tube digestif et leur fonctionnement chez les enfants diabétiques.

D'après M. le professeur Bouchardat (*loc. cit.*), la langue est souvent beaucoup plus grosse qu'à l'état normal, ses papilles sont plus développées; elle est rouge, souvent noire.

Disons d'abord que l'aspect de la langue est variable selon les moments de la journée, selon que le malade a mangé ou bu, depuis un temps plus ou moins long.

Dans nos quatre observations personnelles nous avons vu souvent la langue sèche ou au moins pâteuse, collante et alors d'un rouge intense, quelquefois un peu brune; fréquemment elle était revêtue d'un enduit blanc ou jaunâtre, quelquefois de couleur sale, brunâtre; quelquefois la langue desséchée prenait l'aspect de la langue rôtie, d'autres fois la langue était absolument normale, large, humide, d'un rose tendre; ces divers aspects nous les retrouvons signalés par les auteurs: tantôt la langue est claire, propre, humide (obs. XVII, XXIII, LXII), tantôt humide avec enduit blanchâtre (obs. IX, LXV), un peu recouverte (obs. XLIX), tantôt rouge (obs. XX), sèche, rugueuse (obs. XL, XLII, LIII, LXVIII), noire, sèche (obs. XXV, LI).

Nous pouvons signaler aussi des altérations assez fréquentes des gencives; elles sont abîmées (obs. VI), d'aspect scorbutique et saignant facilement (obs. LIII). Dans le cas de T... (obs. IV), il y avait eu de la gingivite. Ch... (obs. II) a toujours eu depuis son entrée les gencives boursouflées, quelquefois saignantes, souvent à la base des dents laissant suinter quelques gouttes de pus.

De la gingivite nous pouvons rapprocher la carie dentaire; elle est indiquée comme marchant d'arrière en avant (obs. XXX, XLI, L). Fischer (obs. XXV) l'a vue une fois. Nous-même, nous l'avons observée sur Ch... (obs. II), ses dents sont noires, mal entretenues et de plus les deux incisives supérieures sont en grande partie détruites, il ne reste plus que des chicots noirâtres.

L'inflammation de la muqueuse buccale peut ne pas rester limitée aux gencives, elle peut s'étendre au reste de la bouche ; c'est ainsi que chez T... (obs. IV) on a observé une stomatite assez étendue qui, à un moment, s'est compliquée de diphthérie prise dans la salle.

Ch... (obs. II) présente surtout une irritation persistante des lèvres ; elles sont toujours boursouflées, fendillées, surtout au niveau des commissures, et habituellement recouvertes, surtout le matin, de mucosités brunâtres, qui se déssèchent rapidement à l'air ; cette stomatite est d'ailleurs, en général, indolente. Dans tous les cas où nous avons examiné la salive, nous l'avons trouvée acide, et, comme le dit M. Bouchardat, la bouche du diabétique est un terrain qui convient merveilleusement à l'oïdium albicans du muguet, et cependant cette complication a été à peine signalée ; rapportant un cas, terminé par la mort, où il a observé cette complication, il se déclare très porté à croire que l'oïdium albicans doit appartenir au groupe des infusoires toxiques.

Pour nous, dans les quatre cas qui nous sont personnels, nous avons vu trois fois le parasite envahir la bouche, et l'examen histologique a confirmé le diagnostic porté après l'examen à l'œil nu des petits grains blanchâtres.

Ce sont les cas de J... (obs. I), Ch... (obs. II) et T... (obs. IV). Le muguet a disparu, grâce à des cautérisations répétées avec une solution concentrée de nitrate d'argent; et dans aucun de ces trois cas l'apparition du muguet ne s'est accompagnée de phénomènes pouvant faire croire à une intoxication. Barlow (obs. LX) a vu une fois le muguet accompagné d'aphthes.

M. Bouchardat parle de l'odeur de l'haleine caractéristique des diabétiques, tout en avouant d'ailleurs qu'il n'en est pas impressionné, quoique très bien doué sous le rapport du sens de l'odorat. Nous n'avons trouvé chez l'un de nos malades (obs. II) qu'une haleine fade, douceâtre, mais nullement caractéristique; chez un autre, en proie à des troubles gastriques très accusés, avec dyspnée et douleur au côté gauche du thorax, nous avons constaté très nettement à plusieurs reprises une odeur chloroformique. Brown (obs. XXXVI) a trouvé cette odeur à la période terminale. Kien (obs. LXVIII) l'a rencontrée dans les mêmes conditions. Les autres auteurs n'en parlent pas, de sorte que nous avons peut-être le droit de regarder comme exagérée la description que Durand-Fardel (*loc. cit.*) nous en donne : odeur très caractéristique, odeur de foin, de pommes mûres (*ripe apples*, Prout), quelquefois excessive, infecte, se retrouvant dans l'urine et les fécès.

Nous avons parlé plus haut, à propos de la polyphagie, des troubles digestifs qui peuvent survenir dans le cours du diabète. Des nausées sont assez souvent signalées (obs. VIII, XLI, LIII). Dans deux de nos faits personnels (obs. I et II), nous les avons observées à plusieurs reprises surtout chez J... (obs. I). Souvent elles s'accompagnent de vomissements; dans tous les cas que nous venons de citer cet accident est noté.

Nous le voyons de plus indiqué par Southey (obs. LXIX), par Barlow (obs. LXI). Dans le cas de J... (obs. I) les vomissements très abondants à plusieurs reprises coïncidaient avec une diminution notable de la polyurie.

Ces troubles de la digestion s'accompagnent parfois de douleurs épigastriques assez vives (obs. I, XXXII, LXIX); ces douleurs ont été accusées par les malades qu'ont soignés Bohn (obs. LXVII) et Niedergesäss (obs. XLI). Dans ce dernier fait, elles se sont manifestées dès le début de la maladie.

La constipation est un symptôme à peu près constant de la maladie, nous dit Redon (*loc. cit.*), qui dans quinze cas où l'on parle de l'état des garde-robes, a relevé quinze cas de constipation; nous avons trouvé également la constipation indiquée dans plusieurs faits (obs. VI, XVIII).

Dans quelques autres, on dit simplement que les selles sont régulières (obs. III, LXII). Dans deux cas qui nous sont personnels (obs. I et II), surtout dans le premier, la constipation a été la règle et les purgatifs répétés, citrate de magnésie, eau-de-vie allemande, huile de croton par deux reprises, venaient échouer contre la constipation la plus opiniâtre. En général, cette constipation au moment où elle cédait, était suivie d'une véritable débâcle diarrhéique. Dans l'observation II, on a pu régler beaucoup mieux le cours des matières fécales : cependant il y avait de temps en temps des alternatives de diarrhée, comme l'avait déjà remarqué Venables (*loc. cit.*). Dans quelques cas il survient une diarrhée qui contribue à accélérer la marche de la maladie et précède de peu la terminaison (obs. LIII).

Venables (*loc. cit.*) affirme qu'un ballonnement notable du ventre est habituel à la période terminale, et il l'indique comme devant être différencié de l'ascite ou des affections mésentériques; Redon a relevé ce symptôme dans huit de ses observations; le ventre ballonné était quelquefois assez tendu et douloureux pour empêcher la palpation des organes abdominaux (obs. XIV, XXIII, XXV, XLVII, LIII, LXIII.) Dans le cas de Reimer (obs. LIII) le ventre était déprimé au début, se ballonna plus tard; dans l'observation III le ventre a toujours été ballonné, tendu, et on y voit des dilatations veineuses très marquées comme en cas d'ascite.

Dans quelques cas seulement nous trouvons des indications sur l'état des viscères abdominaux. Le foie a été trouvé hypertrophié par Niedergesäss (obs. XLI), Redon (obs. LVI), Reimer (obs. LIII).

La rate était augmentée de volume (obs. LIII, LV, LVI).

Appareil circulatoire. — L'examen du cœur a été négligé par la plupart des auteurs; nous voyons simplement que Reimer (obs. LIII) a trouvé les bruits du cœur faibles avec un léger souffle au premier temps. Dans les observations I et II, les bruits du cœur étaient normaux, l'impulsion nette; dans le cas de W... (obs. III) il y avait des troubles cardiaques bien nets au moment de son entrée à l'hôpital; le cœur était dilaté, on entendait à la pointe un léger souffle, le choc était très faible; il y avait évidemment un affaiblissement dans la contractilité du muscle cardiaque. Cette asystolie incomplète se manifestait également par l'examen du pouls, qui était lent, petit, irrégulier : on comptait de 48 à 52 pulsations à la minute; sous l'action des toniques, et par le fait d'une légère bronchite intercurrente, le pouls s'accéléra, monta à 100, 104, les bruits du cœur furent mieux frappés, le souffle disparut, et quand la fièvre tomba, le pouls revint à 60 ou 70, encore petit et irrégulier mais sans intermittences.

Il y a loin de ce pouls à celui que nous décrit Venables (*loc. cit.*) comme type du pouls diabétique, « pouls accéléré, donnant la sensation d'un choc dur ». Tantôt le pouls est régulier, non accéléré, 80 pulsations (obs. LV, LXII) ; tantôt plein, fréquent (obs. VI) ; souvent, soit dès le début, soit à la période terminale, il devient fréquent, faible, irrégulier (obs. IX, XXV, LXV, LXVIII), quelquefois alors il s'accompagne d'un souffle au cou (obs. XXV).

L'œdème a été plusieurs fois signalé à la face (obs. XLI, LVI) ; alors, comme d'habitude, il était manifeste surtout aux paupières ; aux malléoles (obs. XXV) : dans ce dernier cas, il s'accompagnait d'une ascite assez notable. Redon fait remarquer que dans ces trois cas il n'y avait pas d'albuminurie, il ne s'agissait pas d'ailleurs d'œdème cachectique dans l'observation XXV, l'œdème des malléoles était fugace, intermittent, au moins au début.

Conolly (obs. LXII) a signalé un œdème terminal, à marche ascendante, envahissant les jambes, puis les cuisses, il y avait albuminurie, terminale également. Dans l'observation I, nous avons vu un œdème des malléoles assez peu marqué, et durant seulement quelques jours, après une crise de troubles digestifs fort intense, qui avait extrêmement abattu le malade; l'urine ne contenait pas d'albumine. Enfin, dans l'observation III, autour d'une adénite du cou avec phlegmon très limité, j'ai vu un œdème considérable envahir le cou, le thorax et l'abdomen, œdème blanc, mou, absolument indolent, et qui persista pendant assez longtemps.

Appareil respiratoire. — Après avoir fait le dépouillement de ses observations, Redon conclut : 1° que la dyspnée n'est pas le fait du diabète, mais de symptômes surajoutés (tympanisme abdominal, pneumonie intercurrente); 2° que les symptômes thoraciques, quand ils existent, sont en général très peu prononcés.

Nous allons voir jusqu'à quel point cette opinion est justifiée. Si nous mettons de côté les faits où la dyspnée et les modifications du rhythme respiratoire ont été causés par l'acétonémie, cas de Kien, Foster, Sanders, nous ne trouvons que peu de cas où les auteurs aient signalé quelques symptômes dus à une altération pulmonaire. Kitselle (obs. XVI) signale la toux sans modification du bruit respiratoire; Dickinson (obs. XXXVII), la toux sèche fréquente; Venables (obs. VIII), la toux avec dyspnée et respiration accélérée; Hirschsprung, (obs. XLII), la dyspnée avec douleurs thoraciques; Cantani (obs. LV), une expiration prolongée dans un des sommets; Reimer (obs. LIII), une respiration suspirieuse suspendue par moments sous la clavicule droite, la sonorité était un peu diminuée, le murmure vésiculaire restant normal; Seegen (obs. XXXI), la diminution de sonorité sous la clavicule droite, avec rudesse de la respiration ; Senator (obs. XXXVIII) nous parle d'une broncho-pneumonie subaiguë ; Jacoby (*Virchow's Jahresbericht*, 1874), d'une pneumonie double terminale chez une fillette de 10 ans.

En consultant nos observations personnelles, voici ce que nous y trouvons (obs. I) : au début, la respiration était pure, puis se manifestèrent quelques craquements limités au sommet gauche en avant, plus tard une pleurésie du même côté, caractérisée par de la dyspnée, une douleur assez marquée, la matité et le souffle qui remonta jusqu'au tiers supérieur, puis se limita au tiers inférieur ; quand l'enfant partit amélioré, on entendait encore quelques craquements sous la clavicule gauche et un souffle doux à la base ; la douleur avait disparu. Ce fait est en désaccord avec l'enseignement de Pidoux (*Études générales et pratiques sur la phthisie*), puisqu'il avance que, chez les diabétiques, la pleurésie est latente, qu'elle ne s'annonce ni par un frisson, ni par un point de côté, ni par une toux particulière, ni par la dyspnée.

Ch... (obs. II) tousse de temps en temps, sa poitrine nous a paru jusqu'ici absolument saine.

W... (obs. III) a eu une bronchite légère, avec quelques crachats muqueux et muco-purulents, quelques râles dans la poitrine, une fois cette légère inflammation passée, les poumons ont toujours été sains.

T... (obs. IV), chez qui nous avons trouvé quelques noyaux caséeux, n'avait présenté à l'auscultation aucune modification du bruit respiratoire qui permît de croire à une altération du parenchyme pulmonaire; dans les derniers jours, il accusa une vive oppression, sa toux était grasse. En résumé, sur un nombre considérables d'observations, nous n'en avons trouvé qu'un petit nombre où les poumons fussent sérieusement atteints.

Température, fièvre. — Redon cite un fait (obs. XLI) où il y aurait eu abaissement de la température; le thermomètre mis dans l'aisselle marquait 37°,2; nous ne saurions admettre que ce soit une température au-dessous de la normale; dans un autre cas (obs. XIV), le médecin constate le refroidissement de la peau, et ici encore Redon conclut à l'abaissement de la température; nous ne pouvons nous ranger à son avis; mais dans plusieurs des faits que nous allons citer, l'hypothermie est incontestable.

Dickinson (obs. XXXVII) a vu la ligne du niveau du mercure osciller de 34°,2 à 34°,9 (t. ax.), puis s'élever à 36°,5 au moment de la mort. Foster (obs. LXV) a noté 36°,1 (t. ax.) avant le début de la cyanose terminale; Reimer (obs. LIII), 35°,6 puis 34°,8 deux jours avant la mort; la dernière fois que la température fut prise, l'enfant accusait un sentiment de froid très marqué.

Dans le cas de Kien (obs. LXVIII), le thermomètre oscille de 37°,2 à 37°,4 (t. r.), puis dans la période d'acétonémie entre 36°,2 et 36°,6 (t. r.); il y a donc eu évidemment abaissement de la température à la période terminale.

Cantani (obs. LV) donne comme chiffres de 36 à

37 degrés, Conolly (obs. LXII) avait trouvé la température normale.

Il y a donc, chez ces divers auteurs, accord pour noter un abaissement de la température; aussi nous nous étonnons d'entendre Venables (*loc. cit.*) nous parler de la température en général très élevée des enfants diabétiques; ils brûlent, ajoute-t-il, comme un feu de charbon.

Dans quelques cas cependant le thermomètre indique une élévation de la température; il y a de la fièvre; mais, en général, l'explication se présente d'elle-même: c'est qu'il existe une phlegmasie locale ou une affection générale.

Schmitz (obs. XL), chez un enfant, trouve de la fièvre, une température élevée dès le début du diabète; celui-ci avait revêtu l'aspect d'un catarrhe aigu des voies digestives.

Senator (obs. XXXVIII et XXXIX) signale deux cas de diabète terminés par la fièvre; dans l'un d'eux au moins il existait une broncho-pneumonie caséeuse qui pouvait produire l'hyperthermie.

Brown (obs. XXXVI) parle d'attaques de fièvre; à l'autopsie, on trouve une tuberculose miliaire généralisée.

Mott (obs. VI) note chez un enfant la peau chaude; quelques jours après, le petit malade est pris de convulsions, de paralysies limitées, de coma; sans doute il mourut d'une méningite tuberculeuse.

L'enfant, dont Heiberg (obs. XXIII) nous a rapporté l'histoire, a eu des accès de fièvre, mais ils se rattachaient à des troubles gastriques répétés.

Restent seulement les faits de Heine (obs. XI), de Redon (obs. LVI), de Dumontpallier (obs. LXIV), où des accès de fièvre vespéraux dans les deux premiers, irréguliers dans le troisième, ne nous sont pas expliqués.

Voyons maintenant les faits qui nous sont personnels. J... (obs. I) nous a présenté une seule fois une température un peu élevée, 38°,4 (t. r.), tous les autres jours elle oscillait de 37° le matin à 37°,4 ou 37°,6, le soir ; même pendant la poussée phlegmasique du côté des plèvres, le thermomètre n'a pas subi d'ascension.

Ch... (obs. II) n'a jamais eu de fièvre.

W... (obs. III) a présenté un léger mouvement fébrile lié à une bronchite, 38°,3 (t. ax.).

T... (obs. IV) dans les deux derniers jours de sa vie, nous a donné 37°,2 le matin, 38°,4 le soir (t. r.). A l'autopsie, on a trouvé un noyau d'hépatisation suffisant pour expliquer la légère élévation thermique.

Nous croyons donc que l'on ne saurait admettre avec Redon que, vers les derniers jours, la fièvre se montre assez fréquemment, et prélude alors à une mort prochaine, puisque, de fait, la fièvre est presque toujours, sinon toujours symptomatique d'une complication phlegmasique quelconque.

Système cutané. — « Le tableau de la sécheresse de la peau chez les diabétiques est à peu près imaginaire. Sur 168 malades, 21 seulement avaient la peau sèche. » Voilà ce que formule expressément Durand-Fardel (*loc. cit.*).

Redon (*loc. cit.*) nous dit, au contraire, que dans 9 observations sur 11, où l'état de la peau est indiqué, la peau est sèche. Cette dernière opinion est, selon nous, la vraie; c'est ce que nous pouvons prouver et par les observations fournies par différents auteurs, et par nos observations personnelles.

Déjà Venables (*loc. cit.*) et Prout (*loc. cit.*) nous parlent de la sécheresse et de la dureté de la peau; nous retrouvons ces mêmes qualités de la peau poussées à un degré excessif dans le cas de Benson (obs. LI). C. M..., nous dit Cantani (obs. LV), avait la peau desséchée, recouverte de squames épidermiques très fines à moitié détachées, l'air d'une vieille.

La peau est indiquée comme sèche dans les observations VI, XVII, XXIII, XXV, XXX, XXXVII, LIII, LXVII.

Elle est rugueuse (obs. LXVIII), blanche (obs. LIII), pâle, mince, blafarde (obs. L), terreuse, blafarde, parcheminée (obs. XXV).

La paleur des téguments se rencontre dans la moitié des cas : Redon (*loc. cit.*).

Dans un seul cas, Conolly (obs. LXII) dit expressément que la peau n'est pas particulièrement sèche.

Heiberg (obs. XXIII) a noté des transpirations de temps en temps; Legroux (obs. LVIII), des sueurs abondantes pendant l'été.

Nos observations personnelles sont en concordance avec l'opinion de Redon. J... (obs. I) a la peau sèche, rugueuse, farineuse, on dirait d'une ichthyose; jamais de sueurs, la face est pâle, cireuse. Ch... (obs. II) a eu aussi la peau sèche, farineuse; depuis le commencement des chaleurs la peau est devenue lisse, fine, les squames sont devenues très abondantes, surtout à la tête. L'examen chimique n'a pas décelé une trace de sucre dans les sueurs. W... (obs. III) avait la peau très sèche, farineuse, d'aspect également ichthyosique sans épaississement du derme, ni du tissu cellulaire sous-cutané. Chez T... (obs. IV), la peau présentait le même aspect, quelquefois il s'est plaint d'un prurit assez vif.

Comme complications, nous signalerons des abcès (obs. XLIV), des éruptions eczémateuses et furonculeuses (obs. XLV), de violentes démangeaisons de la peau (obs. XLI).

Chez les malades que nous avons observés, nous avons vu : (obs. I) de petits furoncles peu nombreux au cou et à la tête ; (obs. III) un abcès ganglionnaire au cou dans la région sterno-mastoïdienne ; (obs. II) des éruptions multiples, d'abord un érythème intense symétrique, formé de larges plaques surélevées, prurigineuses, occupant le nez et les régions géniennes, puis un psoriasis guttata généralisé, sur le tronc, les membres, jusqu'au bout des doigts.

C'est à ce moment que le malade présente une affection curieuse des ongles : une inflammation subaiguë se manifeste à la matrice de l'ongle, indolente, mais avec rougeur et tuméfaction, un suintement purulent s'établit d'abord entre la peau et l'ongle, puis décolle l'ongle d'arrière en avant, et enfin amène la chute de l'ongle, tandis que sur la partie ainsi dépouillée se formaient des croûtes d'un pus jaunâtre, épais, qui se durcissait en lamelles brunes, résistantes ; presque tous les ongles tombèrent, et peu à peu on vit paraître l'ongle nouveau, inégal, rugueux, terne. Plus tard parurent sur le corps avec les sueurs une éruption de papules jaunâtres de lichen, des boutons d'acné et des furoncles aux deux aines.

Système génital. — Les organes génitaux externes sont les seuls malades. Chez les petites filles nous trouvons signalés : l'eczéma à l'orifice de l'urèthre et à la grande lèvre gauche (obs. XLI), une ulcération aux parties génitales externes, accompagnée de démangeaisons, qui persistèrent après la guérison de l'ulcération, les parties génitales restant ramollies, l'orifice utérin mou et entr'ouvert (obs. X) ; ajoutons de plus que les règles et la leucorrhée disparurent peu après l'établissement de la polyurie.

Dans le cas de Bouchut (obs. XXXIII), le diabète s'accompagna de leucorrhée.

Indiquons enfin le cas de Brown (obs. XXXVI), où la vulve était érythémateuse.

Redon ne parle pas des garçons ; les auteurs sont également muets ; sur ce point nos observations personnelles nous fournissent, au contraire, des altérations fréquentes ; 3 fois sur 4, il y a eu phimosis et balano-posthite.

J... (obs. I) a eu une balano-posthite très peu douloureuse, et le phimosis également modéré. Ch... (obs. II) a présenté sur la verge des plaques de psoriasis, puis des croûtes d'eczéma, et son prépuce, rouge, induré, quoique non douloureux, ne peut être ramené en arrière du gland. W... (obs. III) avait le gland très notablement augmenté de volume, très rouge, le prépuce présentait des fissures et des exulcérations d'abord indolentes, puis douloureuses et entre deux était un smegma préputial abondant, d'odeur fétide.

Système nerveux. — Les troubles du système nerveux chez les enfants diabétiques sont nombreux et variés.

Un des plus fréquents est la céphalalgie. Dans le cas de Goolden (obs. XVII) elle était violente, tenace et tenait sous sa dépendance la glycosurie, puisque, la douleur dissipée, le sucre disparut des urines.

Dans le cas de Reimer (obs. LIII), la céphalalgie est au contraire sous la dépendance d'une tumeur cérébrale, et s'accompagne d'étourdissements. Nous trouvons ce symptôme signalé par Schmitz (obs. XL), Niedergesäss (obs. XLI), Hirschsprung (obs. XLII) et Venables (*loc. cit.*).

Dans plusieurs faits on signale des douleurs en diverses régions, aux membres : Conolly, Goolden; aux lombes, hypochondres, thorax, épigastre; nous avons déjà parlé de ces dernières. Senator (obs. XXXVIII) a vu un cas d'énurésie s'accompagner de vives douleurs à la région vésicale.

Venables (*loc. cit.*) dit que de bonne heure l'enfant perd son entrain, devient mou, inactif, prend un aspect maladif. Ce changement de caractère est également relaté dans plusieurs cas. Fischer (obs. XXV) nous dépeint l'enfant comme irritable, grognon; la parole était lente, l'intelligence diminuée. Legroux (obs. LVIII) nous apprend que son petit malade était devenu excitable, entrait fréquemment en colère, qu'il s'était animalisé, et il établit un rapprochement entre cette modification du caractère et la diète carnée à laquelle l'enfant était soumis. Conolly (obs. LXII) a vu aussi le caractère devenir irritable, capricieux; Baudrimont (obs. XIX), un enfant doux se transformant en garçon boudeur, tapageur, méchant. D'autrefois l'enfant est triste (obs. LXIV), son intelligence est déprimée (obs. XX).

Cet affaiblissement des qualités intellectuelles, cette apathie, nous l'avons observée chez deux de nos malades (obs. II et III); chez l'un d'eux le sens moral (obs. II) avait disparu, et guidé par une faim insatiable il ne songeait qu'à dérober boissons et aliments.

L'insomnie a été notée dans 6 des observations réunies par Redon (obs. XXV, XLI, LVIII, etc.), nous la voyons également indiquée par Conolly (obs. LXIII) et Busch (obs. LIV). Comme le fait observer Redon, elle peut tenir soit à la fréquence des mictions, soit à l'agitation du malade.

Dans d'autres cas, au contraire, on a signalé une tendance habituelle au sommeil, une somnolence (obs. LXVII) qui quelquefois ne fait que précéder de peu le coma terminal (obs. LXIX, LXX).

Dans la période terminale nous pouvons relever aussi quelques observations où l'on retrouve encore l'excitation cérébrale. Mott (obs. VI) a vu dans un cas des convulsions uni-puis bilatérales, suivies de paralysies limitées et de coma; Reimer (obs. LIII) a vu également quelques convulsions dans les dernières heures.

Dans un cas terminé par la guérison, l'enfant atteint de diabète symptomatique de l'épilepsie présentait une tendance à la chorée (obs. XVIII).

Les organes des sens sont assez souvent atteints,

mais il s'agit surtout de troubles visuels, pouvant varier, depuis le léger affaiblissement de la vue, jusqu'à la cécité la plus absolue; Cantani (obs. LV) et Reimer (obs. LIII) nous parlent seulement de la diminution de l'acuité visuelle; c'est aussi ce que note Niedergesäss (obs. XLI).

Nous avons pu relever plusieurs faits de cataracte, tantôt unilatérale (obs. XXXI), tantôt bilatérale : Fischer (obs. XXV), Lécorché (obs. XXIV), Schmidt Rimpler (obs. LII). Disons tout de suite que dans ces 3 derniers cas l'opération a été suivie rapidement de la mort.

Dans un cas personnel (obs. II) où la vue était bonne, nous avons noté une exophthalmie manifeste bilatérale.

De Graefe (*Arch. fur ophthalmologie*, 1858) fait observer que la fréquence relative de la cataracte chez les enfants diabétiques est prouvée par l'expérience clinique; chez les enfants si rarement exposés aux affections du cristallin, cette fréquence est particulièrement remarquable.

Système musculaire, autophagie. — Dans le diabète maigre, qui est la forme unique du diabète chez les enfants, le malade subit une déchéance organique des plus accusées, et on la voit surtout se manifester dans le système musculaire. Tous les auteurs qui signalent l'affaiblissement et la perte de l'embonpoint du malade, s'accordent pour insister sur le prompt développement et sur le degré auquel ils arrivent; tous parlent d'un amaigrissement grand, extrême, excessif, extrêmement rapide, d'un aspect squelettique (obs. XVI) ; il n'y a qu'une voix sur ce chapitre.

La peau semble flotter librement autour du corps, nous dit Venables (*loc. cit.*). Un seul auteur nous indique assez expressément la perte qu'aurait subie l'enfant ; il s'agirait de près du quart du poids (obs. XLII).

Voyons ce que disent nos observations personnelles.

Dans le cas de T... (obs. IV), l'enfant déjà amaigri subit dans les derniers jours une émaciation très rapide et une perte de poids considérable; J... (obs. I), très amaigri, a beaucoup grandi en même temps, sa figure est pâle, allongée comme une lame de couteau, son nez est effilé ; pendant quelque temps sa faiblesse est telle qu'il ne peut marcher. C... (obs. II), chez qui des pesées ont été faites à plusieurs reprises, oscille de 65 livres à 71.

Mais le type le plus complet que j'aie jamais vu, est évidemment W... (obs. III). A son entrée à l'hôpital, il était tellement maigre, qu'il n'avait pu parcourir une distance de 800 à 900 mètres qu'en une heure, et encore était-il tombé plusieurs fois en route. L'émaciation musculaire était si accusée, si semblable à une véritable amyotrophie d'origine spinale, qu'on s'y trompa au premier abord. L'examen des muscles par la faradisation contribua à l'erreur : car les muscles des membres inférieurs étaient tellement atrophiés que leur excitation ne provoquait aucune secousse, aucun mouvement dans le membre.

La lecture des observations que nous avons recueillies ou prises nous-même nous permet de relever une erreur avancée par Durand-Fardel. « C'est, dit-il, dans les diabètes rapides, fébriles, tuberculisants des jeunes sujets que l'on observe de véritables et promptes émaciations. »

Nous pouvons affirmer que cette assertion est en contradiction avec les faits ; les cas où les enfants ont subi des émaciations successives, rapides, sont fréquents, et, au contraire, il est rare de trouver chez eux des poussées fébriles ; plus rare encore de rencontrer la tuberculose.

Nous aurons plus loin occasion de le prouver surabondamment.

CHAPITRE V

Marche.

Les observations personnelles que nous avons pu recueillir, sont trop peu nombreuses pour nous permettre d'établir d'une manière positive la marche du diabète sucré chez l'enfant. A cet âge les malades font peu d'attention aux troubles que peuvent présenter les diverses fonctions et ne nous fournissent que des renseignements incomplets.

Je citerai, comme preuve, W... (obs. III) qui entre à l'hôpital n'accusant que de la faiblesse, ne se plaignant ni de sa soif ni de sa polyurie, et T... (obs. IV) que j'ai eu sous les yeux pendant les quatre premières semaines de janvier. Il était entré à l'hôpital le 23 octobre 1879 et faisait remonter à huit jours auparavant le début de sa maladie, caractérisée par une certaine fatigue, de la courbature, et à trois jours seulement avant son entrée dans la salle la soif vive dont il se plaignait. Depuis le 23 octobre il avait été urinant 4 litres par jour en moyenne, maigrissant, toujours affamé et altéré, dans une sorte de *statu quo* jusque vers le 24 janvier. Alors en 4 à 5 jours il accuse un affaiblissement rapide, s'alite, est pris d'une vive dyspnée que n'explique pas l'examen minutieux de sa poitrine, et meurt dans l'algidité et le coma.

J... et Ch..., que nous avons pu suivre plus longtemps, nous donneront une idée plus précise de la manière dont se comporte le diabète.

Chez le premier nous remarquerons le début brusque en 2 à 3 jours; l'enfant note un changement manifeste, une soif vive, la sécheresse de la langue, le défaut de salive; puis peu après l'abondance des urines. Bientôt se montrent des troubles digestifs, inappétence passagère; puis au bout de six semaines le malade arrive avec les symptômes bien évidents de diabète, polydipsie, polyurie, autophagie et glycosurie notables. L'appétit régulier ou excessif est troublé de temps en temps par des vomissements, accompagnés soit d'une constipation opiniâtre, soit de poussées congestives dans le poumon. On assiste alors à l'éclosion de tubercules pulmonaires, au développement d'une pleurésie, à l'invasion d'un accès complet d'acétonémie.

Pendant ces diverses crises, dont deux avaient fait craindre une issue fatale à courte échéance, la polyurie subit des oscillations compensées par des débâcles intestinales, et la glycosurie va augmentant toujours peu à peu.

Quand l'enfant nous quitte après cinq mois de traitement, il est évidemment en meilleur état que quand il est entré ; mais il garde une épine dans le poumon gauche, et, survienne une cause d'irritation, un refroidissement, une fatigue excessive, on peut craindre l'invasion d'une pneumonie aiguë, ou une attaque d'acétonémie, qui, en quelques jours, jette à bas le malade[1].

Ch... (obs. II) nous montre la marche d'un diabète moins chargé de complications graves ; toujours il a pu rester sur pied. Chez lui aussi, en quelques jours, le diabète s'est accusé avec ses symptômes capitaux : polyurie, polydipsie, polyphagie, autophagie, puis constipation alternant de temps en temps avec la diarrhée, et amenant à sa suite l'inappétence.

Nous retrouvons donc indiqués par ces deux enfants ces troubles gastriques du début sur lesquels insiste Redon.

Ch..., depuis le 9 janvier que nous le suivons, a présenté toujours la polyphagie, avec quelques courtes périodes d'inappétence ; la polydipsie, la polyurie n'ont guère changé ; il urinait en moyenne 5 litres à son entrée, il en urinait 6 en mai et juin ; depuis que les chaleurs sont devenues plus fortes, et qu'il transpire abondamment, la quantité d'urine est retombée au-dessous de 5. La glycosurie a fait au contraire de notables

1. Des renseignements, trop courts malheureusement, nous ont appris sa mort, sans détails circonstanciés sur les symptômes qui l'ont précédée.

progrès. De 45 grammes par litre au début, elle est arrivée en un mois à 84,50 (17 février), 82 (10 mars), 89 (27 mars), 70 (16 avril), 81 (25 avril), 96 (17 mai), 98 (25 mai); au milieu de juillet l'enfant en est à 88 grammes par litre et à 6 litres d'urine en moyenne; c'est-à-dire que de 215 grammes de sucre par jour il est arrivé à plus de 500 grammes.

Et cependant les pesées répétées montrent qu'il résiste à cette perte considérable de sucre.

Au mois de novembre il pesait 70 livres. A son entrée, 9 janvier, 65 livres, le 19 janvier 66 livres, le 14 février 64 livres, le 21 février 65 1/2, le 6 mars 68 1/2, le 20 mars 70, le 19 avril 71, le 20 mai 68, le 27 mai 70.

En somme le malade a bonne mine, la peau devient plus souple, l'équilibre existe, les dépenses sont couvertes par les recettes; mais ici également l'équilibre est instable, et, que le flux d'urine continue, tandis que l'enfant ne pourra absorber suffisamment, bientôt il sera épuisé. Ajoutons que l'enfant rentré dans notre service après 3 mois d'absence y est venu mourir d'une attaque foudroyante d'acétonémie; nous en parlerons plus loin.

Si maintenant nous passons en revue les autres observations que nous avons pu recueillir, nous voyons que dans bien des cas le médecin n'assiste qu'au dernier acte de la maladie. il n'arrive que pour le dénouement, si généralement fatal, comme chacun sait.

Il en résulte que nous ignorons le mode habituel du début du diabète. « Nous croyons, dit Redon, que dans beaucoup de cas la maladie débute par des malaises qui peuvent avoir une intensité et une durée très variables : en général ce sont des symptômes assez semblables à ceux d'un léger embarras gastrique avec fièvre très modérée ou nulle. »

Et il cite à l'appui les cas de Becquerel (obs. XIII), Heiberg (obs. XXIII) et Schmitz (obs. XL). Ce dernier est évidemment un des plus intéressants; tous les signes étaient ceux d'un embarras gastrique fébrile, la polydipsie s'expliquait par la fièvre et l'absence de polyurie pouvait contribuer à éloigner l'idée du diabète.

Redon nous semble d'ailleurs n'être ici que l'écho de Schmitz qui, au sujet même de l'enfant qu'il a observé, fait remarquer qu'il a vu plusieurs adultes chez qui le diabète n'a été reconnu qu'à la suite d'une fièvre gastrique.

Dans le cas de Reimer (obs. LIII) la céphalalgie tenace, les vomissements, pouvaient faire croire à l'existence d'une tumeur cérébrale (ce qui était vrai, comme le montra l'autopsie) et faire négliger les autres symptômes dépendants du diabète.

Nous appellerons aussi l'attention sur l'observation de Kien (obs. LXVIII) ; un garçon examiné avec soin n'accuse que de l'amaigrissement, de la faiblesse, ne parle ni de soif vive ni d'augmentation de son appétit, et le médecin se borne à croire à une fatigue, résultant d'un excès de travail, puis la faiblesse augmente rapidement et en 4 jours l'enfant succombe.

On peut conserver pour le diabète chez les enfants, tout en faisant certaines réserves, la division généralement admise, en diabète à marche aiguë et diabète à marche chronique.

On doit se rappeler tout d'abord que chez l'enfant la maladie marche beaucoup plus vite que chez l'adulte, que l'enfant ne passe jamais par la période de diabète gras, fréquente chez l'homme fait.

Donc, il s'agit toujours du diabète maigre.

Ceci donné, tantôt les symptômes du diabète sont ou absolument nuls, ou très peu accusés; puis avec une rapidité variable le malade maigrit, se plaint d'une soif incessante, de mictions répétées, tombe dans le coma ou est pris de fièvre avec congestion thoracique plus ou moins intense et, en quelques semaines, en quelques jours il succombe.

Tantôt, et plus souvent, les signes rationnels ayant éveillé l'attention, l'examen des urines permet d'affirmer que la polyurie est accompagnée de glycosurie, le malade traîne pendant des mois ou des années (quelquefois 2, 3, 4) une existence souvent chétive et misérable, perdant peu à peu ses forces, son activité, en proie à des troubles gastro-intestinaux variés; puis arrive une crise aiguë, et il meurt soit par une complication thoracique, soit par acétonémie, soit dans un état comateux souvent mal expliqué.

Entre les deux extrêmes pris comme types, se rangent des cas intermédiaires qui forment les anneaux d'une chaîne ininterrompue.

Le début brusque des signes du diabète peut se trouver dans des cas terminés par la guérison; comme exemple nous citerons le cas de Büdde (obs. XLIII);

un enfant est pris soudain des signes caractéristiques : soif vive, polyurie, autophagie ; au bout de 6 semaines, il est soumis à la diète carnée et l'on voit le sucre (8 pour 100) disparaître des urines 11 jours après l'établissement du traitement rationnel.

Ce fait confirme l'opinion de Redon, d'après qui, dans les cas où la guérison doit survenir, les symptômes s'amendent rapidement.

Les deux cas de Goolden (obs. XVII et XVIII) plaident dans le même sens, nous ne les citerons que sous toutes réserves ; peut-être ne doit-on y voir qu'une glycosurie symptomatique d'affections cérébrales !

De même le cas de Bence Jones (obs. XXII). Un enfant malade depuis 6 semaines est traité par la diète carnée ; au bout de 6 semaines disparition de la glycosurie ; ce cas est intéressant parce qu'il montre l'influence néfaste du pain ; chaque morceau de pain amenait le retour de la glycosurie, tandis que le miel, le sucre n'exerçaient pas la même action sur la sécrétion urinaire.

Cette influence du pain nous la retrouvons dans le cas heureux de Cantani (obs. LV), si remarquable par la guérison rapide, grâce à la diète carnée, d'un diabète durant depuis 6 à 7 mois.

Signalons enfin quelques cas de récidives : l'un par Grantham (obs. XX) ; d'autres rapportés par M. le professeur Bouchardat (obs. XLVII et XLVIII) ; les 2 derniers montrent d'une manière évidente un diabète grave disparaissant devant un traitement rationnel pour reparaître à la suite d'écarts de régime ; dans l'un d'eux il y eut même double récidive.

Disons maintenant quelques mots de l'influence des opérations sur la marche du diabète ; nous ne parlerons ici que de ce qui touche à la cataracte. Voici le résumé succinct des observations.

Cas de Fischer (obs. XXV), cataracte double ; mort quatre jours après l'opération ; cas de Lécorché (obs. XXIV), cataracte double, mort peu après l'opération ; cas de Schmidt Rimpler (obs. LII), cataracte double, mort au bout de huit jours ; cas de Seegen (obs. XXXI), cataracte unilatérale, non opérée, mort au bout de quelques mois.

Dans le cas de Fischer, le malade était très faible, et Guersant hésitait à l'opérer, il l'opère par abaissement et la mort arrive brusquement.

Dans le cas de Lécorché, opération par abaissement, mort également brusque ; l'auteur ne fournit pas de renseignements sur l'état général du malade[1].

Dans le cas de Schmidt Rimpler, il est dit que l'enfant était soumise à une mauvaise hygiène, opération par extraction ; mort brusque.

Durée. — Plus l'individu est jeune, plus la marche du diabète est rapide : telle est l'opinion de Külz. Sur les 111 cas de son tableau[2], nous trouvons 57 morts et dans 46 la durée peut être fixée d'une manière à peu près précise, d'après le texte des observations.

1. Nous croyons que les deux observations publiées par Lécorché et Fischer se rapportent au même malade, parce que, malgré les différences d'âges et de dates indiquées par ces auteurs, elles présentent entre elles de bien singulières similitudes.

2. Voir pour le détail, à la suite des observations, le tableau de Külz et celui que nous avons dressé nous-même.

Ont duré	moins de 3 mois. .	16 cas.
—	3 mois.	8 cas.
—	6 —	6 cas.
—	1 an.	5 cas.
—	2 ans.	6 cas (âge : 11, 12, 12, 13, 14, 14).
—	3 ans.	4 cas (âge : 11, 12, 13, 15).
—	4 ans.	1 cas (âge : 15 ans).

Dans un tiers des cas la durée est restée au-dessous de 3 mois, dans les deux tiers elle n'a pas dépassé 6 mois, dans un quart elle a atteint ou dépassé 2 ans.

Les durées les plus courtes ont été huit jours un enfant d'un an; Rösing (*loc. cit.*); cinq semaines un enfant de 8 ans, Bœckler (*loc. cit.*) ; trois semaines un enfant de 4 ans, Benson (obs. LI); quatre semaines (filles de 12 et 13 ans), Senator (obs. XXXVIII et XXXIX).

Les cas rapportés par Bence Jones (*loc. cit.*) sont intéressants ; ils montrent bien que la résistance à l'influence destructrice du diabète augmente avec l'âge.

Il s'agit de trois enfants d'une même famille.

Fille âgée de 3 ans 1/2,	durée du diabète,	1 an à peine,
— de 5 ans,	—	2 ans.
Garçon de 15 ans.	—	3 ans.

Chez la première enfant, le début du diabète pouvait être fixé d'une manière positive ; le 31 octobre l'examen des urines est négatif; le 14 décembre la glycosurie est manifeste.

Voici maintenant le résultat obtenu en dépouillant nos observations :

Noms des auteurs.	Age.	Durée (mort).
Becquerel (obs. XIII).	9 ans.	12 à 15 jours.
Busch (obs. LIV).	15 mois.	Quelques semaines.
Kien (obs. LXVIII).	14 1/2.	2 mois environ.

Leroux (obs. IV).	11 ans.	3 ou 4 mois.
Conolly (obs. LXII).	18 mois.	4 mois.
Barlow (obs. LXI)	10 ans.	4 mois.
Lécorché (obs. XXIV).	14 1/2.	Quelques mois.
Bohn (obs. LXVII).	13 1/2.	5 à 6 mois.
Barlow (obs. LX).	8	6 à 7 mois.
Legroux (obs. LVIII)	4 ans 1/2.	8 mois.
Archambault (obs. LVII) . . .	12	8 mois.
Liégey (obs. XLIV)	4 1/2.	9 mois.
Kieser (obs. X)	15 ans.	10 mois.
Deutschmann (obs. LXIII). . .	11 ans.	10 mois.
Hagenbach (obs. LXVI)	10 ans.	10 mois[1].
Reimer (obs. LIII)	7 ans.	1 an.
Dumontpallier (obs. LXIV). . .	4 ans.	1 an.

Soit : morts avant 3 mois, 3 ; avant 6, 5 ; avant 9, 4 ; avant 1 an, 5.

Mais enfin peut-on établir une relation exacte entre l'âge de l'enfant et la rapidité d'évolution de la maladie ?

Oui, dans une certaine mesure.

Ainsi nous voyons, dans le tableau de Külz, que dans tous les cas où le diabète a duré 2 ans ou plus, il s'agit d'enfants ayant au moins 11 ans ; quand nous examinons au contraire les cas à marche rapide, nous pouvons juxtaposer les cas de Senator, de Becquerel, portant sur des enfants approchant de la puberté, et les cas de Rösing, de Benson, où les petits malades ne comptent que quelques mois ou années.

L'alimentation et l'hygiène peuvent sans doute jouer un certain rôle sur la durée de la maladie ; mais cependant, dans un cas où la malade avait eu une alimenta-

1. Nous devons faire observer que Külz donne par erreur 10 ans et non 10 mois à l'enfant observé par Hagenbach.

tion très défectueuse et n'avait suivi aucun traitement, elle résista pendant 3 ans à l'action pernicieuse de la glycosurie et ne succomba qu'après une double opération de la cataracte (obs. LII).

Comment se comportent les cas heureux?... La durée dans le cas d'Ollivier (obs. LIX) a été de douze à quinze jours; de Schmitz (obs. XL) de dix-huit à vingt jours.

Goolden (obs. XVII et XVIII) indique quelques semaines.

Heine (obs. XI et XII) ne donne pas de renseignements exacts.

Le malade de Bence Jones (obs. XXII) a été glycosurique pendant 3 mois. Les 2 malades de Bouchardat (obs. XLVII et XLVIII) et de Cantani (obs. LV) étaient depuis 6 moins au moins atteints de glycosurie quand ils furent astreints à un régime sévère; la guérison ne se fit pas attendre plus de huit jours dans le premier cas, plus de cinq à six semaines dans le second.

En somme, dans la majorité des cas de diabète terminés par la guérison, la durée de la maladie a été courte, nous ne saurions dire dans tous, comme l'a prétendu Redon (*loc. cit.*).

CHAPITRE VI

Terminaison.

Külz indique 57 cas de morts; 6 de guérison : Rörig, Heine (obs. XI et XII), Grantham (obs. XX), Schmitz (obs. XL), Donkin (obs. XLVI).

Il n'indique pas le cas de Büdde (obs. XLIII) comme terminé par guérison, sans en donner le motif; nous croyons pouvoir le ranger à côté des cas de Donkin et de Schmitz.

Nous avons donc, de par ce tableau, 57 morts, 7 guérisons; le relevé de notre statistique personnelle nous donne des résultats plus satisfaisants.

Sur 39 cas nous trouvons 24 morts, 6 guérisons :

Goolden 2 (obs. XVII et XVIII), Bouchardat 2 (obs. XLVII et XLVIII), Ollivier 1 (obs. LIX), Cantani 1 (obs. LV).

Soit en résumé 81 morts, 13 guérisons.

Nous devons d'ailleurs remarquer que, sur nos 6 cas de guérison il en est 3 (Goolden et Ollivier), qui pourraient prêter matière à discussion et se classer parmi les cas de glycosurie symptomatique plutôt que de diabète vrai.

Ici se pose une question intéressante.

Combien de temps après le début du diabète le traitement a-t-il été mis en vigueur dans les cas heureux?

Ollivier et Schmitz indiquent 2 à 3 jours après le début des accidents, Goolden et Heine ne donnent aucun renseignement précis. Grantham est également muet. Donkin fixe comme date 5 mois, Cantani et Bouchardat chacun 6 mois au moins et, pour son second cas, ce dernier auteur dit quelques mois sans préciser.

Il y a donc lieu de croire que l'établissement du traitement régulier, dès l'apparition des premiers symptômes du diabète, a une grande influence sur la terminaison; mais il y a exagération de soutenir, comme le fait Redon (*loc. cit.*), que c'est presque la seule condition qui puisse amener les enfants à la guérison.

Les derniers cas cités par nous où le diabète est si accusé, la glycosurie si abondante, si prolongée, donnent un démenti à cette proposition trop restrictive.

Oui, sans doute, plus tôt on intervient, plus on a de chances de guérison ; mais la guérison peut survenir dans des cas de diabète grave, intense, prolongé.

Maintenant se présente une autre question.

Comment meurent les enfants diabétiques ?

« Une opinion extrêmement répandue dans le public médical, nous dit Redon, c'est qu'ils meurent phthisiques. »

C'est en effet la doctrine soutenue par Bouchardat (*Mémoire sur l'étiologie de la tuberculose pulmonaire* ou *Supplément à l'Annuaire de thérapeutique*, 1861). « Des tubercules apparaissent toujours dans les poumons des glycosuriques quand l'élimination de la glycose a lieu en proportion considérable pendant un temps assez long. »

En 1875 le savant professeur est plus réservé, au moins pour les adultes. « Depuis que je ne vois plus de malades que ceux dont je dirige le traitement, j'observe assez rarement des glycosuriques tuberculeux ; » mais il ajoute : « Cette terminaison en ville n'est à peu près constante que chez les très jeunes sujets ; » et plus loin : « Il y a longtemps que j'ai constaté l'extrême fréquence de la complication pour ainsi dire fatale de la phthisie pulmonaire succédant à la glycosurie chez des sujets âgés de moins de 15 ans. »

De même Durand-Fardel (*Traité du diabète*, 1869) : « Lorsque le diabète paraît pendant l'évolution de la puberté, surtout chez les jeunes filles, il précède la phthisie ou l'accompagne à son début. »

« La tuberculose pulmonaire appartient spécialement au diabète des jeunes enfants. »

Lécorché (*loc. cit.*) se range également à cette opinion. D'un autre côté Bertail (*Thèse de Paris*, 1873) nous dit que le diabète, rare dans la première enfance, se complique rarement de phthisie pulmonaire à cet âge.

Redon (*loc. cit.*) est aussi d'un avis opposé à celui des premiers auteurs que nous avons cités et déclare leurs conclusions absolument fausses. Il montre que sur 22 cas de mort, dans 4 seulement la phthisie pulmonaire peut être incriminée, comme en fait preuve le tableau résumé de ses observations :

Mort par	affaiblissement graduel (marasme) sans coma.	9	12
—	— — avec coma.	3	
—	pneumonie.	3	
—	phthisie au 1er degré.	3[1]	
—	— 3e degré.	1	
—	complications cérébrales	2	
—	cause inconnue	1	
		22	

Nous devons d'ailleurs faire observer que dans les trois cas de mort attribués à la phthisie au premier degré, le diagnostic a été purement clinique et n'a pu être confirmé par l'examen anatomo-pathologique.

Voici maintenant ce que nous pouvons tirer de notre expérience personnelle.

Dans un cas de mort que nous avons observé (obs. IV),

1. Seegen (obs. XXX); Barlow (obs. LX et LXI).

il y avait dans le poumon quelques noyaux caséeux disséminés, mais beaucoup trop petits et trop peu nombreux pour expliquer la mort et un noyau d'hépatisation en voie de ramollissement. L'enfant, après avoir subi en quelques jours une sorte de fonte rapide, est mort dans le marasme, avec coma terminal. La pneumonie limitée a-t-elle pu suffire pour amener la mort dans ce chétif organisme? Nous ne saurions l'affirmer, mais nous pouvons assurément éliminer la phthisie.

Un autre des enfants que nous avons eus sous les yeux (obs. I) est atteint de tuberculose au premier degré (craquements secs et humides sous la clavicule gauche, submatité), il a eu une pleurésie que l'on peut rattacher à la même diathèse. Il y avait donc, quand il a quitté le service, des probabilités pour qu'à moins d'accidents la phthisie suivît son cours et finît par causer la mort. Des renseignements ultérieurs nous ont appris sa mort, qui est survenue rapidement.

En dépouillant les observations des auteurs, nous voyons que rares sont les cas où les signes cliniques et l'examen anatomique permettent d'incriminer la phthisie.

Une des observations les plus concluantes est celle de Bouchut (obs. XXXIII). Ici on entend des gargouillements, ici il existe des cavernes; c'est un cas de phthisie au troisième degré.

Dans le cas de Brown (obs. XXXVI), il y a tuberculose miliaire non seulement pulmonaire, mais aussi méningée, les enveloppes du cerveau sont prises, et la terminaison fatale peut se rattacher aussi bien à la tuberculose méningée qu'à la tuberculose pulmonaire.

Hirschsprung (obs. XLII) est d'une brièveté regrettable : il parle d'une tuberculose pulmonaire étendue, et c'est tout. Hagenbach (obs. LXVI) relève une tuberculose de la plèvre droite, mais il indique aussi une autre altération du poumon sur laquelle nous reviendrons bientôt.

En résumé, nous pouvons souscrire à la proposition de Redon et dire, avec lui, que la phthisie pulmonaire est rare dans le diabète chez les enfants.

Les cas de mort par affection aiguë du poumon sont plus nets.

Archambault (obs. LVII) voit une fillette de 12 ans enlevée par une pneumonie étendue arrivée à la période d'hépatisation grise; Legroux (obs. LVIII), un enfant de 4 ans 1/2 saisi par une pneumonie à marche insidieuse et mourant en quarante-huit heures.

Senator (obs. XXXVIII) nous parle d'une broncho-pneumonie caséeuse (?) évoluant en trois semaines.

Savard (obs. V), d'une broncho-pneumonie à marche également rapide.

Dumontpallier (obs. LXIV) explique la mort par une asphyxie progressive, symptomatique d'une congestion pulmonaire.

Jacoby (*Virchow's Jahresbericht*, 1874) rapporte le cas d'une fillette de 10 ans, morte par le fait d'une pneumonie double à marche rapide.

Nous arrivons enfin à un mode de terminaison exceptionnel. Il s'agit d'une gangrène pulmonaire disséminée en plusieurs noyaux, Hagenbach (obs. LXVI).

Redon (*loc. cit.*) insiste longuement sur les cas où la mort arrive par affaiblissement graduel à marche lente ou rapide ; il y a une dénutrition progressive ; c'est à ce type qu'il rattache les observations IX, X, XIV, XV, XXIII, XXX, XXXII, XLV.

Un certain nombre d'enfants meurent présentant des accidents cérébraux dans les derniers jours.

Tel est le cas de Mott (obs. VI); l'enfant est pris de convulsions d'abord limitées au membre supérieur gauche, puis s'étendant à tout le côté gauche, et enfin généralisées. En même temps, dysphagie et dyspnée. A ces convulsions succèdent une hémiplégie gauche et un état comateux qui ne prend fin qu'avec la vie.

Ogle (obs. XXIX) indique la céphalalgie, la déviation de la bouche du côté droit et le strabisme, puis survinrent dyspnée et coma.

Pavy (obs. XXVI) : Après un traumatisme violent, l'enfant perd connaissance, sa respiration devient suspirieuse, il meurt.

Dickinson (obs. XXXVII) a noté un état léthargique, suivi de délire et d'agitation dans les derniers instants.

Reimer (obs. LIII), des convulsions dans les bras, la respiration stertoreuse, la résolution complète et le coma.

Baudrimont (obs. XIX) donne comme cause de mort un épanchement séreux au cerveau (?)

Bouchut (obs. XXXIII) a relevé, chez la phthisique déjà citée, des convulsions, de l'anesthésie et un coma terminal.

Niedergesäss (obs. XLI) signale la perte de la parole et de la connaissance, de violentes convulsions, suivies de coma rapidement mortel.

Rappelons enfin les trois cas de mort subite survenant peu après l'opération de la cataracte (obs. XXIV, XXV, LII).

Dans ces derniers temps on a étudié plus particulièrement certaines terminaisons rapides, et on a cherché à les expliquer par le fait d'une intoxication spéciale. Nous voulons parler de l'*acétonémie*.

Quels en sont les symptômes ?

Kussmaul (*Deutsches Arch. für Klinische Medicine*, 1874), à qui nous devons la première étude clinique complète, indique comme caractéristique une dyspnée souvent très intense, avec fréquence des mouvements respiratoires, sans qu'à l'auscultation on constate le moindre obstacle à l'entrée de l'air, ou la moindre modification du murmure vésiculaire. Dès le début, cette dyspnée s'accompagne d'une vive agitation avec gémissements, cris et accélération des battements du cœur. Bientôt paraît le coma, qui va s'accentuant jusqu'à la mort. Celle-ci arrive au bout de quelques heures ou de quelques jours, trois à quatre au plus (Cyr, *Archives de médecine*, 1877).

Ainsi, trois symptômes capitaux : dyspnée, agitation, coma, auxquels s'ajoutent souvent des douleurs à l'épigastre, des troubles digestifs, nausées, vomissements, etc.

Parmi les observations publiées récemment de diabète chez les enfants, nous en trouvons quatre que nous rapportons; ce sont celles de Southey, Foster, Kien, Sanders et Hamilton.

1° Dans quelles conditions se développe l'acétonémie?

Foster (obs. LXV) : l'enfant était diabétique depuis plus d'un an; il fait à pied une course de 18 kilomètres; le soir même les accidents éclatent.

Kien (obs. LXVIII) : garçon de 14 ans 1/2, chez qui le diabète existait sans doute depuis près de deux mois, et avait été méconnu; il fait une course de 12 kilomètres; au retour, il est fatigué; le surlendemain, il est très abattu, et l'acétonémie est évidente.

Southey (obs. LXIX) : fille de 11 ans, diabétique depuis trois semaines environ; pas de causes déterminantes indiquées.

Sanders et Hamilton (obs. LXX) : fille de 10 ans.

En résumé, deux garçons et deux filles sont atteints d'acétonémie. Dans deux cas sur quatre, la fatigue semble avoir été une cause déterminante.

2° *Symptômes.* — Le début a été accusé par des douleurs à l'épigastre et la dyspnée (Foster), des douleurs à l'épigastre et du délire (Southey), la dyspnée (Kien et Sanders).

La dyspnée devient intense avec inspirations amples, profondes, fréquentes (32 à la minute), pas d'altérations du murmure vésiculaire (Foster). Inspirations énergiques avec soulèvement du thorax en masse, puis arrêt court et abaissement brusque de la poitrine par un effort avec léger soupir, une pause, et le rhythme recommence (Kien); le nombre des respirations s'élève lentement de 18 à 22, 26-28. Il peut être plus fréquent encore, 48 (Southey).

Dans un cas on trouve agitation et plaintes (Kien).

Le pouls est petit, faible, fréquent, 120 à 128 (Kien), 136 (Foster), 132 (Southey).

La température varie de 36 à 36°,6 (T. R.) (Kien), 36°,1 (T. ax.) (Foster), 36°,5 (Southey).

Dans un cas l'odeur de chloroforme est extrêmement accusée et persistante (Kien). Pas d'odeur spéciale dans les trois autres cas. L'urine s'élève à 2 litres et demi environ par jour, densité 1026, 66 grammes de sucre par litre (Kien) ; 3 à 4 litres, densité 1035 à 1038, 130 à 150 grammes de sucre par jour (Foster) ; 2 lit. 800, densité 1035, 45 grammes de sucre par litre (Southey).

La terminaison se manifeste par la cyanose, le refroidissement, le coma et le stertor (Kien), la cyanose et le coma (Foster), la lividité et le coma (Southey), le coma durant quelques heures (Sanders).

L'acétonémie a duré plus de trois jours (Kien), trente-six heures (Foster), deux jours et demi (Southey), trois jours (Sanders).

Dans un cas de mort que nous avons observé (obs. IV), le malade n'exhalait pas l'odeur d'acétone, ni aucune odeur rappelant celle du chloroforme ou de l'éther.

Il a présenté une dyspnée intense, avec refroidissement des extrémités ; nous ne saurions dire qu'il y ait eu là un cas d'acétonémie.

Dans un autre fait (obs. I), pendant quelques jours l'haleine avait une odeur chloroformique très nette ; en même temps l'enfant souffrait de vomissements répétés, la quantité des urines avait diminué, et était tombée de 6 et 7 litres à 3 litres et demi et 4. Le malade était très abattu.

Après une amélioration passagère, revint une nouvelle crise avec diarrhée, vomissements répétés, diminution des urines, grand affaiblissement, dyspnée et odeur chloroformique ; puis ces troubles disparurent. Avons-nous eu sous les yeux une attaque avortée d'acétonémie? La valeur clinique de l'odeur chloroformique de l'haleine et des urines a été diversement appréciée. Tandis que Petters (*Prager Vierteljahrschrift*, 1857), observant l'odeur chloroformique des urines, attribue la mort à l'empoisonnement par l'acétone contenue dans le sang et les urines, Kaulich (*Prager Vierteljahrschrift*, 1860) tend à diminuer l'importance de l'acétone ; il la trouve dans diverses maladies de l'estomac, et d'après lui elle se forme par la fermentation du sucre dans la cavité stomacale.

C'est également l'opinion de Cantani (*loc. cit.*), pour qui l'origine de l'acétone ne saurait être séparée de l'idée de troubles digestifs ; l'acétone se développerait même dans l'intestin d'individus non diabétiques, surtout dans les jeûnes prolongés, la constipation persistante et les catarrhes aigus de l'estomac chez les jeunes enfants.

La fréquence relative de l'acétonémie dans le diabète est connexe à l'altération fonctionnelle des glandes de l'appareil digestif, qui est pour Cantani la cause même du diabète.

L'acétone ne se trouve pas seulement dans l'estomac,

on la trouve dans le sang, où elle existe à l'état d'éthyldiacétate de soude, comme l'ont montré Günther (*Ruikoldt's Dissertatio Ienæ*, 1865), Rupstein (*Med. Centralblatt*, 1874).

Elle a même été extraite des organes d'un diabétique mort dans le coma, par Berti (*Giornale Venez*, 1874).

Mais c'est à Kussmaul (*loc. cit.*) que l'on doit d'avoir mieux précisé les termes de la question, au point de vue de la physiologie.

Après une série d'expériences, après avoir pratiqué des inhalations et des injections sur des chiens et des lapins, et avoir déterminé des phénomènes de stupeur, de respiration stertoreuse et de dyspnée, il admet comme possible la théorie de Petters et de Kaulich

Il ne croit pas à l'acétonémie aiguë spontanée; il faudrait des quantités considérables de ce corps volatil pour empoisonner un homme : il croit plutôt à une intoxication chronique qui peut, tout à coup, prendre une forme aiguë, tout comme l'alcoolisme chronique se complique de *delirium tremens*.

Depuis 1874 divers travaux ont été faits sur le même sujet. Balthazar Foster, dont nous avons déjà cité l'observation, en a fait le point de départ de recherches intéressantes. A l'autopsie il trouva, comme c'est la règle, le sang pâle, crémeux, fluide, qui, exposé à l'air, prit une teinte cramoisie, couleur magenta. Le sang ne contenait pas de sucre.

Au microscope on y voyait de nombreuses molécules d'aspect graisseux, ne se dissolvant pas dans l'éther.

De concert avec le docteur Saundby, il fit des expériences répétées. Prenant du sang frais, il le mélangea à de l'acétone, le sang devint plus pâle, d'aspect crémeux ; puis il l'exposa à l'air, le sang acétonisé devint rouge, cramoisi.

L'examen histologique pratiqué comme chez l'enfant montra les globules du sang réduits en débris granuleux.

A un examen superficiel le sang semblait contenir des matières grasses, il n'en était rien.

Le chloroforme, l'éther et l'alcool ne produisent pas sur le sang les mêmes effets ; c'est donc bien de l'acétone que contient le sang. Ses effets destructifs suffisent à expliquer la grande dyspnée et la cyanose croissante en dépit de l'activité des poumons. Les globules du sang détruits ne peuvent absorber ni fixer l'oxygène.

Il faut remarquer que dans certains cas d'acétonémie l'odeur du vinaigre est extrêmement accusée, que dans d'autres elle fait défaut : cela tient à ce que l'acétone demande une haute température pour se volatiliser.

L'urine, par exemple, jusqu'à 100 degrés Fahrenheit (37°,77), ne donne presque pas d'odeur d'acétone ; au-dessus de ce point l'odeur s'obtient aisément. Dans deux cas où l'auteur a senti l'odeur de l'acétone, les malades avaient une température élevée.

Kien (août 1878) pose ses conclusions dans le même sens.

D'un autre côté, Sanders et Hamilton arrivent à des résultats tout différents.

Eux aussi ils trouvent la couche crémeuse, consistant

en fines granulations; mais l'éther qu'ils ajoutent, fait disparaître cet aspect laiteux du sang, et tandis que l'examen chimique du sang ne donne que des résultats insignifiants, les coupes fines pratiquées sur divers organes montrent des lésions intéressantes : les capillaires pulmonaires sont obstrués par des globules graisseux, les fines artérioles même sont remplies par de larges globules; on dirait qu'il s'agit d'un cas d'embolie graisseuse à la suite de fracture osseuse.

Les reins montrent des altérations semblables. De cette observation et d'une autre analogue recueillie chez un jeune homme de 24 ans, il ressort aux yeux des auteurs que nous citons, que la production de l'acétone ou d'un autre principe éthéré n'est qu'un accident ou un produit de quelque décomposition chimique; la lipémie était si marquée, et la quantité d'acétone si faible, qu'il est plus naturel de rapporter les accidents à la première qu'à la seconde.

En résumé, voici les conclusions auxquelles arrivent Sanders et Hamilton :

1° L'état lipémique du sang a été constaté dans tous les cas observés par les auteurs.

2° Il y a une évidence anatomique d'embolies graisseuses surtout dans les artérioles et les capillaires pulmonaires, et à un moindre degré dans les reins et les autres organes.

3° Il y a similitude absolue au point de vue histologique entre l'aspect du poumon acétonémié et celui d'un poumon atteint d'embolies à la suite de fracture.

4° Il y a analogie dans les symptômes de dyspnée et

le coma, qu'il s'agisse d'embolie graisseuse, suite de fracture, ou diabétique.

5° La quantité d'acétone semble trop faible pour admettre l'acétonémie comme cause de mort.

6° L'acétone ajoutée au sang ne produit pas l'aspect macro- ou microscopique de la lipémie.

7° Les phénomènes produits chez les lapins en administrant l'acétone sont semblables à ceux de l'alcoolisme, et la respiration pénible ne prend pas l'intensité de la dyspnée diabétique.

8° Chez les animaux empoisonnés par l'acétone, le sang n'a pas l'aspect macro- ni microscopique du sang des diabétiques.

Il y a, comme on voit, désaccord complet entre les auteurs. Nous n'avons pas la prétention de trancher le différend.

On peut cependant, croyons-nous, envisager la question un peu différemment. Nous venons d'observer, il y a quelques jours, un cas de terminaison fatale survenue brusquement dans le cours d'un diabète à marche lente (obs. II), dans des conditions qui nous ont vivement frappé, et nous ont amené à nous demander quelle était la valeur de l'hypothèse de l'acétonémie. Qu'il y ait eu intoxication par le fait de la rétention de certaines substances contenues dans l'urine, cela nous paraît évident; mais quelles peuvent être ces substances?

Le petit malade nous a présenté le tableau assigné à l'acétonémie : douleurs épigastriques, vomissements, puis dyspnée, agitation, délire, enfin cyanose, algidité et coma terminal; mais, à aucun moment, son haleine et son urine n'ont eu une odeur chloroformique ou éthérée.

L'examen des urines nous a montré d'abord une diminution notable dans leur quantité qui, de 6 litres par nychthémère, est tombée à 2 litres et demi; mais il faut tenir compte de l'abstinence presque complète tant de solides que de liquides pendant les trois derniers jours.

Puis nous avons constaté que la quantité de sucre avait baissé. Le 17 novembre, l'analyse nous donnait 71 grammes de sucre par litre, 426 grammes par jour; — le 19 novembre, 61 grammes par litre, 152 par jour; — le 20 novembre, 45 grammes par litre, 123 par jour.

Nous trouvons de plus que l'urée a subi une diminution proportionnellement plus considérable : de 8 grammes par litre, soit 20 grammes par jour (19 novembre), elle tombe à 3gr,90 par litre, soit 10 grammes environ par jour (20 novembre).

Enfin, l'urine des deux derniers jours contient une quantité notable d'albumine.

Quelle est la valeur de ces modifications de l'urine? Au point de vue clinique, le tableau de l'acétonémie ressemble singulièrement à celui de l'urémie. Est-il donc nécessaire de créer pour le diabète ce nouveau type d'intoxication? En tout cas, nous ferons remarquer encore une fois l'absence de l'odeur caractéristique signalée par certains auteurs.

L'albuminurie des derniers jours répond sans doute à une modification des reins; mais dépend-elle d'une extension subite d'une altération ancienne, due à la filtration de l'urine sucrée? ou n'est-elle que l'expression d'un trouble circulatoire, d'un afflux du sang vers les organes internes, comme le montre le refroidissement périphérique? Les deux hypothèses nous paraissent inadmissibles. En tout cas, la sécrétion urinaire ne s'effectue pas d'une manière normale, il y a rétention de matières qui devraient être éliminées; mais il nous paraît pour le moment prématuré d'affirmer qu'il y a un élément toxique, l'acétone, auquel on doit imputer les troubles variés décrits sous le nom d'acétonémie.

CHAPITRE VII

Diagnostic.

Qu'il s'agisse d'enfants ou d'adultes, comme le dit Külz, pour diagnostiquer le diabète, il suffit d'y penser.

Cliniquement, il est des cas d'une simplicité élémentaire où le diagnostic de polyurie s'impose; reste à constater avec la potasse ou avec un réactif spécial (liqueur de Fehling, de Barreswill, de Trommer) l'existence de la glycose dans l'urine.

Dans les trois cas que nous avons eus cette année sous les yeux, on était forcément amené à l'idée du diabète; la polyurie, la polydipsie, l'amaigrissement, nous étaient indiqués spontanément par les petits malades ou par les personnes de leur famille qui vivaient avec eux.

Mais il n'en est pas toujours ainsi, et je citerai le cas de W... (obs. III), où on avait commis une erreur de diagnostic. Le malade urinait, disait-il, comme d'habitude, n'accusait aucune modification dans son appétit ni dans sa soif. Restaient un amaigrissement extrême et une sécheresse de la peau très accusée; le degré si excessif de l'amyotrophie, l'absence de contractilité faradique, contribuaient à l'erreur, et on chercha l'explication de cette amyotrophie dans une affection médullaire; l'hypothèse de la myélite subaiguë émise au début n'a pas duré longtemps, et bientôt l'examen des urines permit de rectifier le diagnostic.

Chez les enfants la rareté du diabète est une des causes des erreurs possibles; l'idée de la glycosurie ne vient pas à l'esprit, et on cherche ailleurs le motif de l'affaiblissement du malade.

D'un autre côté, le diabète le plus souvent s'accuse chez eux par un ensemble de symptômes caractéristiques. Le début insidieux, par des manifestations cutanées (furoncles, ulcères, prurigo, gangrène, herpès du prépuce), par des troubles visuels, par des signes de phthisie pulmonaire, est exceptionnel; nous devons insister au contraire sur la fréquence des troubles gastriques au début du diabète, et sur la difficulté du diagnostic dans ces cas (cas de Becquerel, de Schmitz).

Külz insiste avec raison sur l'importance de l'hérédité. Dans une famille où il y a eu des cas de diabète sucré ou insipide, on doit toujours examiner les urines d'un enfant atteint de quelque indisposition, même légère.

De même si l'hérédité porte sur quelque affection du système nerveux, surtout un trouble mental.

Rappelant les traumatismes variés qui peuvent donner lieu à la glycosurie, il recommande après les ébranlements plus ou moins étendus, les chutes sur le crâne, le dos, les contusions des régions hépatique, rénale, gastrique, de rechercher la glycosurie. Après certaines maladies (rougeole, scarlatine, typhus, méningite) pareille précaution à prendre.

C'est surtout dans les cas d'amaigrissement mal expliqué, d'atrophie musculaire, de chlorose ou d'anémie, de croissance excessive, de phthisie, de catarrhe stomacal, que l'examen chimique des urines s'impose.

Rappelons encore le conseil pratique donné par Cantani au sujet de l'énurésie.

Le diagnostic différentiel de la polyurie diabétique et de la polyurie insipide se fait par l'analyse des urines. De même pour l'azoturie.

Un point plus délicat, c'est l'étude comparative de la glycosurie diabétique et de la glycosurie symptomatique; le passage se fait de l'une à l'autre par des transitions ménagées, et il est bien évident que, selon les idées préconçues de tel ou tel médecin, là où l'un dira glycosurie, l'autre dira diabète. Le cas d'Ollivier (obs. XLIX), par exemple, où à la suite d'un excès de sucreries un enfant donne une urine sucrée, est regardé par le médecin comme un cas de diabète heureux; il pourrait aussi bien être envisagé comme une glycosurie passagère due à un vice d'alimentation.

De même pour les cas de Goolden.

En résumé, la limite précise ne peut être évidemment fixée, et nous nous en tenons à la définition déjà indiquée de Redon, qui reconnaît le diabète à la durée et à l'intensité de la glycosurie.

CHAPITRE VIII

Pronostic.

Nous serons très succinct sur ce chapitre. La statistique citée plus haut sur la quantité proportionnelle des cas de mort et de guérison, parle assez d'elle-même.

Voici d'abord les opinions d'auteurs compétents; Bence Jones (*loc. cit.*) : « Chez un enfant maigre et très jeune, dans la famille duquel le diabète est grave, qui perd des forces et urine beaucoup, le pronostic est grave. »

Senator (*loc. cit.*) : « Le pronostic du diabète chez les enfants est absolument mauvais et à courte échéance; la médication est absolument impuissante. »

Durand-Fardel (*loc. cit.*) : « Je suis porté à croire que la gravité du diabète chez l'enfant n'est pas excessive, et qu'il guérit plus facilement chez lui que chez l'adolescent; une fois, au contraire, la puberté venue, le diabète est une maladie d'autant plus grave que l'âge est moins avancé. »

Redon (*loc. cit.*) énumère les cas de guérison qu'il a rapportés et croit que l'on a chargé le tableau de couleurs trop sombres; si le diabète est dû à un trouble des voies digestives, il n'a pas une grande gravité; si la maladie est traitée à temps, la guérison peut arriver.

Külz est beaucoup plus réservé : il fait observer que la guérison peut être admise, mais qu'il faut faire des réserves; la maladie ne peut-elle pas récidiver? les deux cas de Bouchardat sont très intéressants, puisqu'ils montrent une et même deux récidives; le savant professeur considère les malades comme guéris; oui, pour le moment, mais plus tard?

Voici maintenant ce que nous pouvons dire d'après notre expérience personnelle des trois enfants observés cette année : l'un est mort rapidement; un autre est allé mourir en province; le dernier, revenu amélioré d'un séjour de trois mois à la campagne, a été enlevé, en quelques jours, par une attaque d'acétonémie.

En résumé, la mort est la terminaison habituelle, la guérison n'est que l'exception, et encore doit-on toujours craindre des rechutes ou des récidives.

Parmi les symptômes concomitants, nous devons insister sur l'albuminurie, dont la valeur pronostique nous paraît grande. Dans tous les cas où l'on a nettement indiqué le moment de son apparition, elle a précédé de peu le dénouement fatal. La recherche de l'albumine s'impose donc toutes les fois que s'accusent les troubles digestifs ou respiratoires auxquels est exposé l'enfant diabétique.

CONCLUSIONS

Arrivé à la fin de ce travail, nous croyons pouvoir poser les conclusions suivantes :

1° Le diabète sucré est rare dans l'enfance;

2° L'hérédité joue, à cet âge, un rôle considérable dans le développement de la maladie;

3° Le diabète ne présente pas de symptômes particuliers;

4° Il revêt d'emblée la forme maigre;

5° Il a souvent une marche très rapide;

6° Il se termine rarement par la phthisie pulmonaire; assez souvent par des accidents cérébraux; quelquefois par des phénomènes d'intoxication qu'on a désignés sous le terme d'acétonémie, et qui se rattachent peut-être simplement à l'urémie;

7° La guérison est possible; mais on doit se tenir en garde contre des récidives plus ou moins tardives.

OBSERVATIONS

OBSERVATION I (PERSONNELLE).

Diabète. — Pleurésie. — Tuberculose pulmonaire. — Acétonémie.

J. G..., âgé de 14 ans, entre le 20 février à la salle Saint-Jean, n° 12 (service de M. Labric).

Antécédents. — Père mort à 28 ans de la petite vérole ; la mère et une sœur en bonne santé.

Rougeole à six ans et demi. Sujet à l'urticaire.

Dans les premiers jours de janvier, début brusque par altération, soif vive, langue sèche ; ces symptômes ont persisté depuis ; manque de salive persistant. L'appétit bon d'abord avait diminué du 1er au 5 février ; depuis il a repris en partie. En même temps, augmentation notable d'urine. Amaigrissement considérable.

État actuel. — Langue pâteuse, enduit jaunâtre, épais sur la partie postérieure. Bon appétit. Rien à la bouche, ni au cœur, ni aux poumons. L'enfant pèse 84 livres.

6 litres d'urine. Réaction typique de la glycose.

25 février. — 3 litres d'urine, soif très diminuée.

28. — Pèse 86 livres.

1er mars. — Langue très sèche, gorge douloureuse. Muguet par points blancs, dans le sillon gingival, points gris jaunâtres sur le voile du palais et les amygdales.

Constipation opiniâtre, le malade a pris : 2 pilules écossaises, 2 ante cibum, 25 grammes d'eau-de-vie allemande, 1 goutte d'huile de croton sans succès, et il a vomi.

Cautérisation de la gorge avec la solution de nitrate d'argent.

2. — Lavement avec séné, 15 grammes ; sulfate de soude, 30 grammes ; évacuation abondante.

6. — Muguet abondant sur la langue, les joues et le voile du palais. Étouffements.

9 mars. — Langue sèche, urine 3,500, constipation opiniâtre, vomissements.

10. — 4 litres d'urine, 45 grammes de sucre par litre, soit 180 grammes.

15. — 4 litres d'urine; 1032 comme densité.

16. — Peu d'appétit, langue bonne. Toutes les nuits se réveille 1 à 2 fois pour uriner. Urine presque aussitôt après avoir bu. Constipation persistante.

17. — Idem.

20. — Pèse 90 livres.

22. Vomit à deux reprises lait et nourriture, constipation opiniâtre. Peau sèche, a sensiblement grandi depuis 3 mois.

23. — Langue rouge pâteuse. Salive très acide, réaction du papier de tournesol. Desquamation sur la peau du tronc par une sorte d'ichthyose; peau sèche farineuse, ventre douloureux. Smegma préputial et rougeur du prépuce. En avant sous la clavicule gauche, diminution de la sonorité, et respiration saccadée, inspiration en 3 temps; rien ailleurs. L'enfant dit qu'avant sa maladie il transpirait habituellement. Légère exulcération douloureuse aux commissures labiales. Grand affaiblissement. Se réveille 2 à 3 fois pour uriner.

24. — Le malade a pris 15 grammes d'huile de ricin, 1 goutte d'huile de croton sans succès. Lavement; sulfate de soude, 20 grammes; séné, 15 grammes; urine 2,200. 6 mictions de 6 heures du soir à 6 heures du matin. A vomi un peu, a été à la selle.

25. — De 6 heures du soir à 6 heures du matin, 3 mictions. Eau de Royat, Chatel-Guyon, gentiane. Urine, 2,250. — 43,60 de sucre par litre, soit 90 grammes par jour. De 6 heures du matin à 6 heures du soir, 4 mictions, langue rouge, humide, soif vive. A uriné 2200 grammes depuis ce matin 10 heures jusqu'à 4 heures de l'après-midi. Léger mal de gorge, rougeur aux amygdales. Pas de muguet.

26. — 4 litres d'urine. 4 mictions matin-soir, 3 soir-matin. Langue sèche, lisse; se sent très faible. Pèse 76 livres, pas de selles. Se plaint de difficulté à respirer, rien de nouveau au poumon, rien au cœur. Soif ardente. — Pas d'appétit.

30. — Bon appétit, soif modérée, langue sèche, rouge, un peu

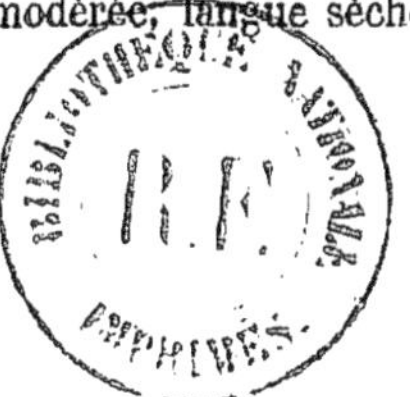

rôtie, constipation, pas de selles depuis deux jours. Commissures des lèvres toujours douloureuses.

31 mars. — 2 lit. 500 d'urine. Pilules (poudre de colombo, d'aloès, d'anis), selles abondantes.

1er avril. — Se plaint de douleurs au creux de l'estomac et au côté gauche, rien de particulier à l'examen de la poitrine. Bon appétit (1 lit. 500 d'urine en deux fois, 1 litre la première fois).

2. — 4 litres, 5 mictions, selles régulières.

3. — 2 lit. 500, 5 mictions.

5. — 4 lit. 500, 8 mictions : soif vive, bon appétit, selles régulières.

6. — 4 lit. 500, 6 mictions, mine meilleure, selles abondantes.

7. — 4 litres. Langue sèche, rouge, tousse un peu, 6 mictions. Diminution de la sonorité sous la clavicule gauche, quelques craquements ; augmentation du retentissement de la voix. A la base gauche en arrière sub-matité, respiration faible, quelques frottements. Sensibilité à la pression au rebord des côtes, dans le flanc et en arrière à gauche. Tousse sans crachats.

8. — 5 lit. 750.

9. — La bouche est tout à fait en bon état, peu de muguet, la langue est toujours collante.

12. — A la base gauche on retrouve submatité et respiration faible.

14 — Langue rouge, un peu sèche, pas de muguet, tousse un peu. Bon appétit.

16. — 56 grammes de sucre par litre; sur 4 lit. 500, 252 grammes.

18. — Grand amaigrissement; l'enfant s'est presque trouvé mal; vomissements répétés.

19. — Langue sèche, rôtie, constipation persistante.

20. — Arséniate de soude, 0,10; eau, 200 (10 grammes par jour). Crachats muco-purulents épais. En arrière à gauche, matité au sommet gauche et au tiers inférieur; quelques craquements au sommet. Souffle au tiers inférieur. Frottements dans la fosse sous-épineuse. Rien à droite en arrière.

En avant, à droite retentissement de la voix. Tout le côté gauche est douloureux en avant et en arrière à la percussion. Langue rouge, a été à la selle, grand abattement.

21 avril. — Sensibilité très vive à gauche, souffle très atténué, quelques frottements. Toux fréquente. Figure meilleure. Langue rouge, peu de salive. Soif vive, a uriné (de 11 heures du matin à 5 heures du soir) 3 lit. 500, réaction modérément acide de la salive. Le malade ne peut ramener en arrière le prépuce qui couvre le gland; rougeur et smegma préputial (posthite); il en est ainsi depuis le commencement de sa maladie.

22. — Peau sèche; selles abondantes après le lavement purgatif.

25. — 66 grammes de sucre par litre : soit, sur 4 lit. 500, 297 grammes.

26. — État général meilleur. A été à la selle avec son lavement de miel de mercuriale, 60 grammes.

27. — Soif extrêmement vive, urine plus de 9 litres. Pouls régulier, mou, 72 pulsations. Bruits du cœur bien frappés. Même état de la plèvre, matité, souffle léger. Grand accablement.

28. — Anémie extrême. Vive sensibilité du côté gauche. Langue sèche, grand accablement. Soif très vive, près de 10 litres d'urine.

1er mai. — Affaiblissement notable, amaigrissement, soif un peu moins vive. Polyurie très marquée.

2. — Vomissements répétés. Moins d'urine, soif vive. Douleur au côté gauche et au dos. L'haleine a une odeur qui rappelle le chloroforme.

3. — M. Labric trouve l'odeur aigrelette sentant la reinette; on retrouve également un peu l'odeur chloroformée.

5. — On ne retrouve pas l'odeur chloroformée. Amélioration notable, mange bien. Pas de vomissements. Hyperesthésie très marquée de tout le thorax. Respiration légèrement soufflante à la base gauche.

6. — 6 litres; 52 grammes de sucre par litre, soit 312.

10. — L'enfant urine beaucoup moins, diarrhée abondante, vomissements, urines foncées, odeur chloroformiqne. Soir, vomissements persistants. Grand abattement. Odeur chloroformique très accusée.

12. — Diarrhée abondante, urine rare, plus foncée. Langue rouge, sèche. Grand abattement.

15. — 4 litres d'urine, 52 grammes de sucre : soit 208 grammes.

16. — Diarrhée arrêtée, pas de vomissements; la matité remonte à gauche en arrière presque à l'épine avec souffle doux, égophonie, quelques râles. Etat général un peu meilleur.

18. — La matité et le souffle remontent un peu au-dessus de l'angle de l'omoplate.

28. — Matité abaissée au-dessous de l'angle de l'omoplate, quelques râles disséminés. Urine un peu meilleure, ni vomissements ni diarrhée, se lève depuis quelques jours, un peu d'œdéme des jambes.

1er juin. — Amélioration notable, se lève et marche un peu, selles régulières. Arséniate de soude, 10 grammes; langue humide, un peu d'œdème des jambes, urine beaucoup moins, altération très diminuée, appétit accru.

2. — 62 grammes de sucre par litre : pour 3 lit. 500, 217 grammes. Traitement par : café 60 grammes, rhum 10 grammes, arséniate de soude 20 grammes. Il pèse 80 livres.

9. — État général satisfaisant, mange bien, il marche mieux et les forces augmentent. Bon appétit, selles régulières, peau sèche, sorte d'ichthyose. Respiration rude au sommet gauche et quelques légers craquements, diminution de sonorité dans la fosse sus-épineuse, respiration faible. A partir du milieu de la fosse sous-épineuse matité, souffle doux, égophonie. Bruits du cœur bien frappés. Quelques petits abcès glandulaires à l'aisselle gauche, un furoncle à la tête; l'enfant part pour la campagne (Vesoul).

Septembre. — Le malade, au dire des parents, allait mieux, engraissant un peu, mangeant bien, buvant moins, reprenant des forces, quand, un jour, on apprit qu'il était mort presque subitement sans que l'on ait pu obtenir des détails plus circonstanciés.

Dates.	6 h. matin à 6 h. soir.	6 h. soir à 6 h. matin.	Quantité.
25 mars . . .	4 mictions.	3 mictions.	4 litres.
26 — . . .	4 —	2 —	3,200
27 — . . .	3 —	2 —	3,500
28 — . . .	3 —	3 —	5
29 — . . .	4 —	4 —	5
30 — . . .	5 —	3 —	2,500
31 — . . .	4 —	3 —	4
1er avril . . .	2	3 —	4
2 — . . .	3 —	3 —	2,500
3 — . . .	2 —	3 —	»

Dates.		6 h. matin à 6 h. soir.	6 h. soir à 6 h. matin.	Quantité.
4	avril. . . .	4 mictions.	4 mictions.	4,500
5	— . . .	4 —	2 —	4,500
6	— . . .	3 —	3 —	»
7	— . . .	3 —	3 —	3,750
8	. . .	3 —	» —	5,750
9	— . . .	» —	» —	3,500
11	— . . .	3 —	4 —	4,500
12	— . . .	3 —	2 —	3
13	— . . .	3 —	2 —	3
14	— . . .	4 —	2 —	3,800
15	— . . .	3 —	4 —	4,500
16	— . . .	3 —	2 —	4
17	— . . .	4 —	3 —	4
18	— . . .	3 —	2 —	2
19	— . . .	2 —	3 —	3,500
20	— . . .	2 —	3 —	4
21	— . . .	5 —	3 —	4,900
22	— . . .	4 —	4 —	4,500
23	— . . .	3 —	3 —	5,500
24	— . . .	5 —	3 —	5,500
25	— . . .	4 —	3 —	»
26	— . . .	» —	» —	9
27	— . . .	» —	» —	9,500
28	— . . .	» —	» —	8
29	— . . .	» —	» —	»
30	— . . .	» —	» —	7
1er	mai . . .	» —	» —	6
2	— . . .	» —	» —	3,500
3	— . . .	» —	» —	4
4	— . . .	» —	» —	6,500
5	— . . .	» —	» —	6
6	— . . .	» —	» —	6
7	— . . .	» —	» —	6
8	— . . .	» —	» —	2,250
9	— . . .	» —	» —	1,500
10	— . . .	» —	» —	2
11	— . . .	» —	» —	1,800
12	— . . .	» —	» —	2,500
13	— . . .	» —	» —	3
14	— . . .	» —	» —	3
15	- . . .	» —	» —	4
16	— . . .	» —	» —	4
17	— . . .	» —	» —	4
18	— . . .	» —	» —	3
19	— . . .	» —	» —	3
20	— . . .	» —	» —	3

Dates.	6 h. matin à 6 h. soir.	6 h. soir à 6 h. matin.	Quantité.
21 mai. . . .	» mictions.	» mictions.	3 litres.
22 — . . .	» —	» —	»
23 — . . .	» —	» —	»
24 — . . .	» —	» —	5
25 — . . .	» —	» —	5
26 — . . .	» —	» —	»
27 — . . .	» —	» —	»
28 — . . .	» —	» —	3
29 — . . .	» —	» —	»
30 — . . .	» —	» —	»
31 — . . .	» —	» —	2,300
1er juin . . .	» —	» —	3,600
2 — . . .	» —	» —	4,050
3 — . . .	» —	» —	5
4 — . . .	» —	» —	3
5 — . . .	» —	» —	5
6 — . . .	» —	» —	»
7 — . . .	» —	» —	4
8 — . . .	» —	»	»
9 — . . .	» —	» —	5,500
10 — . . .	» —	» —	4,500

Observation II (personnelle).

Diabète. — Psoriasis. — Psoriasis des ongles. — Mort par acétonémie. Urémie.

Ch. Ch...., âgé de 14 ans, entre le 9 janvier dans la salle Saint-Jean, nº 38 (service de M. Labric).

Antécédents. — Père bien portant. Mère morte tuberculeuse il y a deux ans. Grand'mère rhumatisante. Arrière-grand'mère idem. Il est fils unique.

Il y a trois mois, il s'aperçut qu'il buvait et urinait davantage; son appétit était accru; constipation habituelle. Amaigrissement progressif, depuis quinze jours. Il y a quinze jours a eu un peu de diarrhée durant deux à trois jours. Inappétence depuis trois à quatre jours.

Au moment de son entrée on ne trouve aucune altération dans la poitrine ou au cœur. Depuis trois mois que l'enfant est souffrant, la langue est sèche. Les gencives tuméfiées, saignantes.

Il pesait 70 livres au mois de septembre.

10 janvier. — 65 livres. La peau est sèche, rugueuse, légèrement squameuse; la figure et tout le tronc sont maigres; les muscles sont flasques, le foie n'est pas gros, non plus que la rate.

16. — 43 gr. 50 de sucre par litre; urine, 5 lit. 215 par jour. — L'urine est d'un jaune pâle clair.

17. — Il pèse 66 livres.

20. — Urine 3 litres et demi, urines plus foncées.

21. — Langue sèche, inappétence, soif vive, quelques coliques.

24. — 65 livres. On constate l'existence d'une couche épaisse, jaunâtre de muguet sur toute la langue, le voile du palais et la partie adjacente de la voûte du palais, et la partie postérieure des joues.

25. — On touche la bouche par deux reprises avec la solution du nitrate d'argent au 10e.

27. — Le palais et la moitié postérieure de la langue sont nettoyés, reste la moitié antérieure et les joues, où l'on voit un semis blanchâtre abondant de muguet.

29. — 5 litres et demi d'urine. Les badigeonnages font disparaître le muguet.

30. — 4 litres d'urine. Eruption sur les deux joues et aux lobules des oreilles, en plaques d'un rouge intense, grandes comme des pièces de 5 francs, entourées de plaques lenticulaires surélevées prurigineuses.

2 février. — Un peu de gingivite, quelques plaques de muguet sur les joues, diarrhée abondante.

3. — Les plaques d'érythème des joues pâlissent. Lèvres et gencives boursouflées. Soir : Les plaques se sont fort étendues, elles occupent toute la joue entre la paupière inférieure, le nez, la bouche, le rebord du maxillaire, l'oreille et les tempes. Quelques frissons ce matin. Périostite alvéolo-dentaire, et léger suintement purulent à la base de quelques dents du milieu.

14. — 64 livres.

17. — 84 gr. 50 de sucre par litre; 5 litres : 422 gr. 50.

21. — 65 livres et demie.

28. — Pèse 65 livres.

6 mars. — 68 livres.

10 mars. — 82 grammes de sucre : 4 litres d'urine, 328 grammes.

18. Aux trois doigts du milieu de la main droite et au pouce,

bourrelet rouge, douloureux à la racine de l'ongle. Suintement purulent entre la peau et l'ongle. Aux doigts de la main gauche et au petit doigt de la main droite, rougeur sans suintement.

20 mars. — Pèse 70 livres. Le suintement continue aux doigts de la main droite; bourrelet rouge douloureux. Pas de muguet. Lèvres fendillées, sèches, couvertes de croûtes jaunâtres, soif vive, bon appétit, constipation. Même état de la peau, même faiblesse musculaire.

24. — Urine onze fois en vingt-quatre heures, six fois le jour. Deux incisives du milieu d'en haut sont cariées. Les deux lèvres sont épaisses, rouges, fendillées, exulcérations aux deux commissures. Concrétions de mucus brun jaunâtre sur les lèvres. Gencives un peu rouges. Exulcérations à quelques millimètres de la base de la deuxième incisive inférieure à gauche. Quelques grains blancs de muguet en arrière des arcades dentaires à droite. Salive légèrement acide. Suintement continu aux doigts de la main droite, surtout au pouce; à gauche, il n'y a plus de bourrelet rouge qu'à l'index.

Rien à la poitrine, ni au cœur. Un peu de diarrhée depuis trois jours.

26. — Cinq litres d'urine, dix mictions, quatre le jour.

27. — Quatre litres et demi, 89 grammes de sucre par litre : soit 400 gr. 5.

30. — Les quatre doigts de la main gauche suppurent autour de la matrice de l'ongle qui branle. La rougeur est assez vive tout autour.

1er avril. — Les ongles du pouce, du médius, de l'annulaire de la main droite sont de plus en plus ébranlés. Gonflement et rougeur tout autour (cataplasmes, teinture d'iode). A la main gauche, rougeur plus accusée et suintement purulent au pouce, à l'index et au petit doigt. Cette inflammation périonguéale ne s'accompagne pas de douleur. Lèvres sèches, mucosités concrétées. Depuis son séjour, l'enfant a présenté une très légère exophthalmie bilatérale qui va s'accentuant de plus en plus.

3. — 6 litres d'urine.

8. — Les ongles des quatre premiers doigts de la main droite sont décollés, près de tomber, rougeur autour de la matrice et occupant tout le dos de la première phalange. Pas de douleur. Au

petit doigt, rougeur, croûtes à la racine de l'ongle. Au pouce et à l'index gauche, les ongles menacent ruine. Au médius et à l'annulaire, rougeur à la racine de l'ongle. Au petit doigt, rougeur avec dénudation du derme. L'épithélium de la muqueuse labiale est desséché, mucosités brunâtres sèches.

12. — Eruption de psoriasis disséminé symétriquement aux olécrânes; petites croûtes blanchâtres lenticulaires, desquamant, beaucoup plus abondantes à droite qu'à gauche. Quelques croûtes aux genoux devant la tubérosité du tibia. Sur le ventre et les reins quelques plaques (comme des pièces de 0,50) blanches de psoriasis guttata. L'éruption remonte déjà à plusieurs jours.

16. — Au pouce, au médius et à l'annulaire de la main droite, les ongles sont soulevés par du pus qui se collecte dessous et est enfermé par une croûte dure et concrétée ; ils sont soulevés d'arrière en avant où ils sont encore adhérents. Rougeur sur le dos et les côtés de la première phalange avec chute de l'épiderme. A l'index, l'ongle en grande partie décollé n'est que peu soulevé; au petit doigt, suintement purulent à la racine de l'ongle, pas de décollement.

A gauche, l'ongle de l'index est soulevé et décollé. Au pouce et au petit doigt, suintement purulent abondant qui se concrète. Au médius et à l'annulaire, léger suintement. Rougeur beaucoup moins vive que de la main droite. Figure assez bonne, lèvres épaisses, mucosités desséchées. 70 grammes de sucre, sur 5 litres: soit 350 grammes.

19. — Pèse 71 livres.

21. — Psoriasis guttata en larges plaques sur le tronc, les fesses, les cuisses. Petites papules rougeâtres prurigineuses sur les avant-bras, les mains aux dos et aux paumes, aux doigts. Les squames commencent à se former.

25. — 5 litres d'urine, 81 grammes : soit 405 grammes de sucre. L'ongle de l'index droit est tombé.

27. — L'ongle du pouce droit est tombé.

28. — Aux coudes les plaques de psoriasis s'étendent avec des croûtes qui desquament. Aux avant-bras psoriasis guttata en points miliaires. Desquamation à la suite de boutons de psoriasis, aux plis des doigts, à la face palmaire. Au petit doigt de la main gauche les fissures plus profondes ont amené un léger suintement sangui-

nolent. Lèvres grosses fendillées, couvertes à la jonction de la peau et de la muqueuse de mucus concrété. Quelques fissures aux commissures. Appétit toujours vorace. Langue bonne.

7 mai. — 4 litres d'urine, 96 grammes de sucre par litre, soit 384 grammes.

9. — Il perd l'ongle du médius droit.

15. — 4 litres d'urine, 98 grammes de sucre : soit 392 grammes.

16. — Bonne mine. Éruption de psoriasis guttata sur le tronc et le ventre, il diminue aux bras. Les lèvres sont moins grosses, moins fendillées, moins de mucus concrété autour.

18. — Chute de l'ongle de l'auriculaire de la main droite. Sur les doigts où les ongles sont tombés, il se fait une sécrétion de pus concret qui va se durcissant et prend une consistance cornée. A la main gauche, l'index et le petit doigt ont les ongles tout à fait soulevés par le pus concrété. Lèvres couvertes de muco-pus concrété.

20. — Il pèse 68 livres.

27. — Il pèse 70 livres.

7 juin. — Il n'a plus d'ongles à la main droite ; à la main gauche, il n'en a plus qu'au médius et à l'auriculaire.

La rougeur aux doigts sans ongles a disparu. La sécrétion concrète continue. Quelques petits furoncles à l'aine gauche.

Depuis trois à quatre semaines, l'extrémité du prépuce est rouge ; semble complètement recouvrir le gland et ne peut être ramené en arrière. Quelques petites plaques de psoriasis sur la verge. Le psoriasis du corps ne se modifie pas. Ventre un peu gros. Veines souscutanées distendues. Il y a quelques jours, deux incisives supérieures se sont cassées, en mangeant de la viande.

21. — Amélioration notable, au point de vue de l'éruption cutanée. Les lèvres ne sont plus fendillées, ni recouvertes de ces concrétions épithéliales brûnâtres qui s'y formaient incessamment. Les gencives sont toujours rouges. Il y a un léger suintement purulent grisâtre à la base des dents cariées (deux incisives supérieures médianes), tartre abondant ; aux deux commissures des lèvres, il y a de petites excroissances, dues à des bourgeons charnus végétants. Le psoriasis est très amélioré, les croûtes ont disparu, il ne reste plus que des plâques brunâtres non démangeantes ; à la paume des mains, une légère desquamation persiste encore.

Les croûtes de pus concrété sont moins épaisses ; sur deux doigts de la main gauche (médius et auriculaire), c'étaient les deux seuls doigts où les ongles n'étaient pas tombés, on voit se développer l'ongle nouveau qui est beaucoup moins épais, n'a plus la coloration terne brunâtre de la partie antérieure, ni l'aspect fendillé.

A l'index où l'ongle était tombé, il reparaît long de 6 à 7 millimètres.

La rougeur inflammatoire à la racine des ongles a complètement disparu; mais il reste un bourrelet épais, notablement plus rouge que le reste des doigts.

A la main droite, à l'index, à l'auriculaire et au petit doigt, l'ongle a repoussé, il a une longueur de 6 à 7 millimètres; mais il est inégal, rugueux, terne, fendillé. La peau reste sèche. Il pèse 68 livres. Rien dans la poitrine. Le ventre est moins ballonné, le réseau veineux est moins marqué.

Traitement continu avec arséniate de soude, 0,10 pour 200 grammes. Café, rhum, houblon, huile de foie de morue. Bon appétit, soif vive, constipation habituelle, quelquefois diarrhée passagère.

25 juin. — Urine, 6 litres, 82 gr. de sucre par litre, soit 492.

26. — Pèse 71 livres.

2 juillet. — État général très amélioré.

Encore quelque mucus concrété sur les lèvres. Les deux petites saillies aux commissures des lèvres persistent malgré les cautérisations.

Main droite : les ongles ont notablement repoussé au petit doigt, à l'annulaire et à l'index; au pouce et au médius, pus concrété.

Psoriasis disparu à la main, il a aussi disparu aux bras; aux coudes, plaques rouges.

Main gauche : les ongles sont bien plus complètement développés et plus réguliers aux trois doigts du milieu; à l'annulaire et au médius, il y a deux parties, l'antérieure, soulevée, rugueuse, terne; la postérieure, rouge, tendre, lisse. Au petit doigt, l'ongle commence à pousser. Au pouce, pus concrété. Sur le ventre, simples macules rouge brun de psoriasis. Pas de furoncles. Ventre ballonné, dilatation des veines.

Épaississement de l'extrémité du prépuce.

10. — Urine 6 litres; 88 grammes de sucre par litre : soit 528 grammes. Bonne mine, appétit vorace, soif aussi vive, urine toujours en moyenne 6 litres,

Aux deux lèvres, tous les matins croûtes brunâtres de mucus desséché ; une fois soulevées on voit les lèvres un peu rouges. Gencives blafardes, boursouflées à la racine des dents qui sont, au moins les incisives et les canines, en partie déchaussées. Langue bonne, large, humide. Sensation de sécheresse au fond de la gorge. Quelques nausées ; se plaint de douleurs à l'épigastre avec sensation de cuisson, de brûlure après avoir pris du houblon. Selles régulières, habituellement dures. Deux ou trois mictions la nuit. Main gauche : les ongles sont presque complètement repoussés à l'index, au médius et à l'annulaire ; à ces deux derniers il reste en avant un court débris du vieil ongle, l'ongle nouveau est rose, tendre, lisse. Au petit doigt l'ongle a la moitié de sa longueur normale, sur le pouce croûte jaune brun, épaisse.

Main droite : à l'index, à l'annulaire et à l'auriculaire les ongles ont repris les deux tiers de leur longueur, mais restent rugueux, inégaux. Au médius et au pouce croûte jaunâtre. Il ne reste plus de psoriasis sur les bras et sur les mains que des plaques rouge brun, sans desquamation. Sur le ventre les plaques de psoriasis continuent à desquamer ; il se fait de plus une éruption prurigineuse de petites papules rouges miliaires ou lenticulaires. Le prépuce reste à l'extrémité rouge, induré, les plaques de psoriasis sont un peu plus étendues, de plus quelques croûtes jaune brun eczémateuses. La peau est moins sèche qu'autrefois, assez souple, pas de desquamation. Sueurs abondantes, à grosses gouttes depuis 3 à 4 semaines ; depuis 3 mois l'enfant transpirait déjà assez facilement. Tousse un peu, rien à la poitrine, rien au cœur, vue bonne.

19 juillet. — Main gauche : ongle presque compèltement repoussé à l'index, au médius et à l'annulaire ; à ces 3 doigts les ongles sont roses. Au petit doigt, il atteint la moitié de sa longueur. Il ne fait que paraître au pouce.

Main droite : ongles repoussés aux trois quarts à l'index, à l'annulaire et à l'auriculaire, ongles inégaux, rugueux, ternes. Au pouce et au médius l'ongle ne fait que pousser. Langue toujours sèche, le matin au réveil. Gorge de même avec mucosités brunâtres concrétées sur les lèvres, bien plus abondantes depuis quelques jours. Sur les 2 petits bourgeons aux commissures des lèvres, il y a de petites fissures et des croûtes jaunâtres.

Même état des gencives et de la bouche. Bon appétit, soif vive, selles quotidiennes dures, un peu moins de 2 bocaux d'urine (chacun de 3 litres), sueurs très abondantes nuit et jour. Ventre ballonné. Eruption de papules couleur café au lait, lenticulaires et miliaires sur le tronc et le ventre, prurit très marqué. Tousse un peu, ne crache pas. Il pèse 67 livres.

22 juillet. — Depuis 2 à 3 jours le malade continue à moins uriner, environ 4 litres par jour. 85 gr. 50 de sucre par litre, soit 344 grammes.

La santé continue à s'améliorer, les ongles repoussent, l'éruption psoriasique disparaît, les lèvres ne sont plus fendillées ni couvertes de mucus desséché, la soif diminue notablement, l'appétit reste bon.

24. — Urine 3 litres. Sueurs abondantes. Pas de sucre dans la sueur.

28. — Urine 4 litres et demi. Figure assez colorée. Légère exophthalmie. Lèvres épaisses, quelques croûtes de mucus desséché, les bourgeons des 2 commissures persistent. Suintement muco-purulent et tartre à la base des incisives; on voit que 2 dents de plus sont cariées, la 1re grosse molaire inférieure gauche et la 2e grosse molaire inférieure droite. Langue large, humide. Le prépuce reste rouge, induré, on ne peut le ramener en arrière du gland.

Main gauche : petit furoncle sur le dos. A l'index, au médius et à l'annulaire les ongles ont repris toute leur longueur ; au petit doigt, il est également assez long pour recouvrir la phalange, mais à la partie antérieure se trouve une croûte jaune brun, dure, épaisse. Au pouce l'ongle a à peine la moitié de sa longueur, la partie antérieure est formée par une croûte brune, rugueuse, très épaisse.

Main droite : rougeur et gonflement à la matrice du médius et sur le dos de la deuxième phalange de l'annulaire. A l'index, à l'annulaire et à l'auriculaire l'ongle a presque la longueur normale; il reste inégal, terne. Au pouce et au médius on ne voit que des croûtes brunes, très dures, épaisses, rugueuses.

Nombreuses taches et papules café au lait sur les bras, très nombreuses papules miliaires et lenticulaires rouges prurigineuses, sur le tronc et le ventre. Petits furoncles et boutons d'acné sur le front, aux sourcils et à la racine des cheveux. Envies de vomir fréquentes, constipation. Bon appétit, soif vive. Transpirations abondantes, surtout à la tête, même au repos.

Prépuce rouge luisant, pas de psoriasis, pas de croûtes d'eczéma. Phimosis persistant.

30 juillet. — Depuis quelques jours l'enfant est plus fatigué, un peu de fièvre, le 29 (38°,4), 30 (37°,8).

Éruption de lichen très abondante sur le tronc, le dos, le ventre. Encore quelques grandes plaques de psoriasis sur le ventre et à l'anus. Ventre moins ballonné, douloureux à l'épigastre, constipation. Peu d'appétit, langue large, rouge, pâteuse.

Envies de vomir. Urine 3 litres, urines plus foncées. Rien dans la poitrine. Rien au cœur. Même état des ongles. Douleurs et élancements au niveau des petits phlegmons des doigts de la main gauche.

4 août. — 91 grammes de sucre par litre (3 litres et demi), soit 318 gr. 50.

8. — Depuis quelques jours on voit paraître une série de furoncles ou de pustules d'ecthyma aux paupières, sur les doigts, en divers points du corps. L'appétit est redevenu bon. 3 litres d'urine.

L'enfant part pour la Roche-Guyon. ...... L'examen des urines, à la fin de septembre, donne 67 grammes de sucre par litre. Il revient de la Roche où il est resté quinze semaines et rentre à l'hôpital le 15 novembre.

Psoriasis des membres et de la verge disparu. Peau sans desquamation farineuse. — Main droite : les ongles sont en bon état à l'index, à l'annulaire et à l'auriculaire. L'ongle est inégal et terne au pouce. Au médius, au lieu de l'ongle, le derme n'a qu'une surface inégale et rugueuse.

Main gauche : les ongles sont bien repoussés aux quatre derniers doigts. Ongle rugueux au pouce.

Lèvres roses, ne sont pas fendillées, sauf aux deux commissures, Légers bourgeons charnus. Gencives congestionnées. Les dents sont moins cariées ; tartre à la base des dents. Langue en bon état. Le phimosis persiste avec légère rougeur de l'extrémité du gland et du prépuce.

Bon appétit. Soif vive. De temps en temps crises douloureuses à l'épigastre avec inappétence et constipation ; le ventre n'est pas douloureux, moins ballonné, veines moins dilatées. Rien à la poitrine, rien au cœur.

17. — Urine claire comme de l'eau incolore, 6 litres ; 71 grammes de sucre par litre : soit 426 par jour ; pèse 70 livres.

18 août. — Dans la nuit du 17 au 18, crises douloureuses à l'épigastre avec vomissements répétés, défaillances. Dans la journée, l'enfant s'obstine à se lever, malgré ses douleurs d'estomac.

19. — Dans la nuit, sur les dix heures, nouvelle crise de douleurs à l'épigastre avec des vomissements répétés ; efforts pour la défécation infructueux, ténesme vésical, suppression des urines.

Dyspnée extrême, défaillances, délire, cris, agitation, divagation (sinapismes, ventouses, sirop d'éther, injection de morphine qui le calme.)

Le matin on le trouve avec les pupilles contractées, les yeux un peu saillants, le nez légèrement cyanosé, froid; les extrémités des doigts et des orteils algides. 148 pulsations. T. R. 37°,2. Pouls régulier. Respirations pénibles, fréquentes, rien dans la poitrine. Rien au cœur.

Le ventre n'est pas ballonné, rien dans la vessie. L'urine d'hier, dans la journée, 2 l. 500, plus colorée que la veille, contient du sucre en abondance et un nuage très évident d'albumine. Pas d'odeur spéciale de la bouche.

L'urine analysée donne 61 grammes de sucre par litre ; 8 grammes d'urée.

Soir : 148 puls. T. R. 38°; n'a pas uriné depuis ce matin; ventre souple, pas de selles. Même dyspnée, état semi-comateux, s'agite par moments dans son lit. Pupilles fixes, contractées, yeux injectés, quelques plaintes ; boit et avale sans difficulté, langue et lèvres très sèches.

Traitement par café-rhum. — Alcoolat de mélisse, acétate d'ammoniaque, chloral 1 gr. 50.

20. — Matin : dans la nuit un peu d'agitation calmée par le chloral ; a uriné environ 2 litres, soit isolément, soit en allant à la selle avec un lavement (miel de mercuriale, 60 grammes).

Pouls plus petit, moins fréquent, 128 puls. T. R. 37°,5; un peu moins algide.

La vessie, paralysée, contient une quantité notable d'urine : 800 grammes d'urine qui, à l'analyse, donnent 45 grammes de sucre par litre, 3,90 d'urée.

A la fin, la vessie se contracte et donne un jet d'urine autour de la sonde. L'urine contient du sucre en abondance et de l'albumine comme hier; pas d'odeur chloroformique de l'urine ni de l'haleine. Bruits du cœur faibles. Respiration pénible, fréquente, irrégulière; pas de râles dans la poitrine. Avale et boit bien.

État demi-comateux; ne répond pas aux questions; plaintes et gémissements inintelligibles; pupilles fixes contractées, yeux injectés. Mêmes prescriptions qu'hier.

Soir, 5 heures : le malade respire plus péniblement, la bouche ouverte, langue, lèvres et gencives sèches. Ne répond pas aux questions, ne se plaint pas quand on le déplace; pousse seulement quelques gémissements. A un peu uriné sous lui depuis ce matin; pas de selles. La vessie est vide, on retire quelques gouttes d'urine trouble, réaction typique du sucre et de l'albumine. Pas de pouls radial. Pouls carotidien faible, intermittent, inégal, 100 pulsations environ. Bruits du cœur faibles, irréguliers.

Rien de spécial à noter dans la poitrine. Pas de spasmes ni de convulsions.

A cinq heures et demie le malade s'éteint.

Autopsie. — Le sang est noir, poisseux, diffluent, nulle part on ne trouve de caillots. Dans le péricarde une à deux cuillerées de sérosité; pas de caillots dans les cavités du cœur. Le ventricule gauche est contracté, la fibre musculaire est un peu décolorée; les valvules sont saines.

Les poumons sont dans un état de splénisation très accusée dans toute leur étendue, sont privés d'air et contiennent peu de sang. A la base du poumon droit, noyau crétacé gros comme un pois, pas de tubercules au sommet. Le foie pèse 1 kilogr. 740; à la surface, on voit quelques ecchymoses sur la convexité; il est congestionné, d'une couleur brune uniforme, plus foncée dans le lobe droit que dans le gauche, lisse à la coupe et un peu graisseux.

La vésicule biliaire ne contient que quelques gouttes d'une bile épaisse.

La rate est normale, pèse 120 grammes.

Les reins pèsent chacun 165 grammes.

Ils sont gros et mous, les calices et les bassinets sont un peu dilatés, les pyramides très volumineuses; le rein droit est congestionné, le gauche ne l'est pas. La vessie est petite, revenue sur elle-même, ne contient pas d'urine.

Le mésentère est épais et graisseux, le grand épiploon est également chargé de graisse.

Le pancréas est congestionné, mais ne semble pas atrophié.

L'estomac est très dilaté, la muqueuse présente des plaques ecchymotiques au voisinage du cardia. L'intestin est très dilaté dans toute son étendue; dans la partie supérieure du jéjunum et inférieure de l'iléon, on trouve des plaques de congestion et quelques ecchymoses.

L'encéphale pèse 1415 grammes, le cerveau lui-même pèse 1210 grammes.

A la convexité des circonvolutions cérébrales, il y a un œdème de la pie-mère d'aspect gélatineux ; on y voit des petits points jaunâtres miliaires, disséminés irrégulièrement, mais surtout le long des vaisseaux ; les veines superficielles sont dilatées et remplies de sang liquide; en enlevant le cerveau, on voit s'écouler une quantité assez considérable de liquide céphalo-rachidien.

Tout l'encéphale est anémié, le cerveau, la protubérance et le bulbe ne présentent rien de particulier. Le cerveau, très pâle dans les deux tiers antérieurs, est dans la région occipitale le siége d'un sablé très fin dû à la coupe des petits vaisseaux congestionnés.

L'examen histologique a été pratiqué par M. le docteur Hippolyte Martin, préparateur au Collége de France, qui a bien voulu me remettre la note suivante :

Rein. — Cet organe présente une dégénérescence épithéliale assez avancée, mais la trame conjonctive est tout à fait saine. L'altération épithéliale est celle que l'on trouve dans la néphrite parenchymateuse en général, c'est-à-dire que les cellules qui constituent l'épithélium dit trouble (tubes contournés, anses descendantes de Henle) sont surtout atteintes ; elles sont tuméfiées, granuleuses; les bâtonnets d'Heidenhain ne se voient plus dans un grand nombre d'entre elles. Leur corps renferme un certain nombre de gouttelettes graisseuses rendues bien apparentes par l'acide osmique. Çà et là, surtout au niveau des tubes contournés, on est frappé de la teinte spéciale de l'épithélium, qui, au lieu de la teinte jaune d'or que le picro-carmin donne à cet épithélium, quand il est graisseux, prend une teinte jaune orangé, très caractéristique. On voit facilement en outre que les cellules ainsi colorées sont petites, presque plates, ont un noyau bien net ; ce sont, en d'autres termes, des cellules épithéliales jeunes, de formation récente. Elles nous prouvent que, dans ces reins, l'épithéluim, peut-être par suite de l'excès de fonction, se renouvelait avec une très grande rapidité, d'autre part il s'altérait sérieusement avant de subir cette rénovation.

Foie. — La trame conjonctive est tout à fait saine, les canaux biliaires ne sont ni dilatés, ni multipliés, donc pas de cirrhose. Enfin les cellules hépatiques sont toutes saines, le nombre des cellules munies de plusieurs noyaux est peut-être un peu exagéré, dans tous les cas ce n'est pas là une altération de régression.

Pancréas. — L'organe avait, à la sortie du liquide de Müller, un aspect gélatineux, et le durcissement ne s'est fait qu'avec peine; de plus les coupes mises dans l'eau se brisaient avec une extrême facilité. A un faible grossissement on constate que l'organe n'a pas perdu son aspect ordinaire; c'est toujours celui d'une glande en grappe. On n'aperçoit pas d'épaississement du tissu conjonctif inter-acineux. A un plus fort grossissement on voit que l'épithélium glandulaire *est absolument détruit.* Il n'y a plus une seule cellule capable d'exercer la moindre fonction; elles sont toutes d'aspect tellement flou, qu'elles n'apparaissent que comme un nuage grisâtre, où l'on ne voit plus ni leurs limites réciproques, ni leurs noyaux; elles résistent absolument à l'action du carmin.

En un mot, pas de changement appréciable de la trame conjonctive. Dégénérescence absolue de toute la portion sécrétante ou active de l'organe.

Observation III (personnelle).

M. W..., âgé de 18 ans, entre le 19 avril 1879, salle Saint-Éloi, n° 26, dans le service de M. Fernet.

Aucune maladie antérieure. Bonne santé jusqu'à il y a un mois.

Un frère a eu dans son enfance des convulsions, et, depuis l'âge de quinze mois, a conservé une claudication, due à ce que l'une des jambes est plus courte que l'autre et moins grosse (paralysie spinale infantile?).

Il y a trois semaines, le malade fit tout à coup une chute. Il n'avait eu précédemment aucune douleur dans les jambes, ni aux reins; il éprouvait seulement de la fatigue dans les jambes et avait noté un certain degré d'amaigrissement. Dans les huit premiers jours après cette chute, l'amaigrissement fut très rapide, très considérable, et arriva à peu près à l'état où il est aujourd'hui.

Depuis ce moment, il éprouvait, de temps en temps, soudain des faiblesses dans les jambes qui le forçaient à s'asseoir, sinon il tombait. De la place du Trône à l'hôpital, il fit deux chutes.

Etat actuel : apyrexie ; pouls lent, 52 à 48 pulsations, petit, mou, irrégulier ; toutes les sept ou huit pulsations il y en a deux qui se précipitent. Pointe du cœur au cinquième espace. Bruit prolongé soufflant.

Pas de céphalalgie, aucun trouble de la vue ni de l'ouïe. Sommeil régulier. Bon appétit, selles régulières. Mictions normales.

Tousse un peu depuis trois à quatre jours. Pas de râles dans la poitrine, quelques crachats muco-purulents. Hier, il éprouva de la peine à cracher, et avait un sentiment de gène localisé au creux de l'estomac.

Aucune douleur au repos. Pas de troubles de la sensibilité, qui est intacte sous toutes ses formes ; cependant en un point limité de la jambe droite au tiers supérieur, face antéro-externe, la sensibilité est un peu obtuse et un corps froid est senti chaud.

La nuit, il a éprouvé quelques crampes dans le mollet droit. La figure est amaigrie ; les masséters peu marqués. Le malade présente une émaciation très accusée de tout le tronc et des membres. Atrophie portant sur tous les muscles et symétriquement, surtout aux jambes et aux avant-bras. Les bras et les avant-bras sont maigris de moitié. 20 kilogr. au dynamomètre Mathieu à droite, 18 à gauche ; sont également atrophiés : les muscles de l'épaule, le deltoïde notamment ; les muscles du tronc, pectoraux, grand dentelé, les trapèzes ; les muscles du rachis, les muscles du cou, sterno-mastoïdiens ; de la fesse, des cuisses, qui mesurent à l'endroit où elles sont le plus grosses, 36 centimètres à droite, 35 à gauche ; de la jambe, qui donne à la mensuration 26 centimètres à droite, 25 centimètres 1/2 à gauche.

La contractilité électrique est conservée aux pectoraux, biceps, et aux membres supérieurs ; aux membres inférieurs et aux muscles de la jambe, elle est très diminuée, sinon abolie.

Pas de mouvements fibrillaires, sauf à la langue où il y a un tremblement bien net.

Il n'y a pas d'épaississement de la peau ni du tissu cellulaire sous-cutané. La peau est sèche, farineuse, il y a une sorte d'ichthyose.

23 avril. — L'urine est claire, très abondante, près de 6 litres. On apprend que le malade depuis son enfance est habitué à uriner très abondamment; il urine quatre ou cinq fois la nuit (pendant quelque temps il a eu de l'incontinence d'urine). On trouve du sucre en abondance. Pas d'albumine. Un peu plus de 3 grammes d'urée par litre, soit 20 grammes par jour.

24. — 8 litres d'urine claire; le malade a dans la nuit uriné sous lui sans s'en apercevoir. Langue un peu sèche avec enduit blanchâtre, tremblement fibrillaire, fièvre légère : 38°3', 100 puls.

Urine du 23 au 24 avril : 7 lit. 500 (a bu 6 litres). Densité 1035, quantité d'urée par litre 3 gr. 38, soit parj our 25 gr. 35, de phosphates par jour 9 gr. 30; traces d'albumine; 91 gr. 50 de sucre par litre, soit par jour 686 gr. 25.

25. — La fièvre continue, 100 puls.; dans la nuit, le malade a eu un peu de délire, a pris son urinal, et l'a versé dans son lit.

Diarrhée légère : trois ou quatre selles liquides et molles; peu d'appétit. Quelques coliques dans le ventre qui est un peu ballonné, d'une sonorité tympanique. Crachats muqueux, quelques-uns muco-purulents. Quelques râles disséminés dans la poitrine. Rien de nouveau au cœur.

Langue sèche au milieu avec enduit brunâtre, de même sur les lèvres. Pas de céphalalgie. Peau sèche, desquamation furfuracée.

On note que le malade a un phimosis; on ne peut ramener le prépuce en arrière du gland; au pourtour de l'orifice du prépuce, il y a une exulcération avec dépôts de matière blanchâtre. Le gland est gros, rouge, non douloureux; entre le prépuce et le gland il y a un smegma assez abondant. Pas de douleur en urinant.

26. — A uriné seulement 1 litre 1/2, urines foncées; a bu 3 litres (75 grammes de sucre par litre, soit 110 par jour). A bien dormi, pas de fièvre, 84 puls. Tousse moins, ne crache pas. Encore un peu de diarrhée. Bon appétit. Langue toujours sèche. Ventre encore un peu ballonné. Pas de coliques. Se sent une soif assez vive.

27. — 2 litres d'urine, la diarrhée persiste.

28.—2 litres d'urine, trois ou quatre selles diarrhéiques. Langue moins sèche, même faiblesse dans les jambes.

29 avril. — 4 litres d'urine, trois ou quatre selles diarrhéiques, pouls irrégulier avec intermittences fréquentes toutes les quatre ou cinq pulsations. 72 pulsations.

30. — 5 litres d'urine, un peu de diarrhée, langue moins sèche.

1er mai. — 6 litres 1/2 d'urine, a uriné sous lui cette nuit; deux ou trois selles diarrhéiques. Langue un peu sèche. Tousse un peu.

2. — 6 litres d'urine, deux ou trois selles diarrhéiques, quelques coliques.

3. — 8 litres d'urine, 79 grammes de sucre par litre, soit 632 par jour. Ventre ballonné. Coliques. 64 pulsations. Pouls petit, irrégulier, pas d'intermittences, langue sèche.

4. — 8 litres d'urine.

6. — Idem. Fissures douloureuses au prépuce.

7. — 7 litres d'urine.

8. — 7 litres 1/2. Fissures au prépuce.

9. — 6 litres.

13. — 7 litres d'urine, langue sèche.

16. — 8 litres 1/2. Ganglions sous-maxillaires tuméfiés des deux côtés, un peu douloureux; petit furoncle préauriculaire à gauche, prépuce moins irrité.

17. — 8 litres d'urine.

19. — 7 litres.

20, 21, 22, 23. — 6 litres d'urine.

24. — 6 litres d'urine, 81 gr. 50 de sucre par litre, soit 489 grammes par jour.

25. — L'examen des muscles avec la pile montre que tous ont conservé leur contractilité électrique (10 litres d'urine).

26, 27, 28, 29. — 8 litres.

30. — 6 litres d'urine.

31. — 5 litres d'urine plus colorée. Langue moins sèche, figure plus pleine.

4 juin. — Le malade pèse 98 livres; il pesait 124 livres avant sa maladie. Quantité d'urine variant de 4 à 7 litres, toujours peu colorée.

5 litres 1/2 d'urine; 75 grammes de sucre par litre, soit 375 grammes par jour.

14. — Pèse 50 kilogrammes.

24 juillet. — Depuis quelques jours le malade a une tuméfaction notable du bas de la région parotidienne gauche, s'étendant en arrière vers la nuque, avec douleur et rougeur à la peau. Douleur légère à la gorge, l'amygdale est un peu grosse. Hier le malade s'est plaint de douleur sur le dos, à gauche ; on note un œdème considérable du côté droit surtout, où il existe un bourrelet saillant entre l'omoplate et le rachis. Il y a de l'œdème dans l'aisselle et au-dessous de la clavicule. Le 24, l'œdème est moins marqué au haut du dos, descend jusqu'aux reins et s'étend plus bas sur le côté et en avant jusqu'à l'ombilic ; œdème blanc, mou, non douloureux.

26. — L'œdème, près de l'omoplate, diminue, on le retrouve plus marqué sur le devant de la poitrine, au-dessus de l'ombilic et surtout autour du cou. Au-dessus de l'épaule gauche on sent une fluctuation profonde.

28. — L'œdème, qui a disparu sur le thorax, persiste au cou.

29 — Fluctuation plus superficielle, pas d'œdème, l'empâtement diminue.

30. — Suintement séro-purulent au cou par une petite fistule.

31. — Diminution très notable de l'engorgement ganglionnaire.

7 août. — Disparition totale de l'adénite.

12. — Le cou, du côté gauche, n'est pas plus tuméfié qu'à droite.

Appétit excellent, bonne mine. Les forces sont complètement revenues aux jambes.

15. — Amélioration continue.

25. — Céphalalgie, depuis quelques jours le malade se sent un peu fatigué.

26. — Il part pour son pays.

Plus de 80 grammes de sucre par litre, la quantité des urines variant de 4 à 6 litres.

Observation IV (personnelle).

Diabète. — Acétonémie.

T. P... âgé de 12 ans, entre le 23 octobre 1879, salle Saint-Jean, numéro 37 (service de M. Labric).

Cet enfant ne s'est senti fatigué que les huit jours qui ont précédé son entrée à l'hôpital.

Trois jours avant il s'aperçut de sa soif excessive.

Il a maigri depuis son séjour à l'hôpital.

Il avait alors la langue sèche et du muguet.

Actuellement (3 janvier 1880) il ne tousse pas. Il urine environ 4 litres, 80 grammes de sucre environ par litre, soit 320 grammes. La peau est sèche, farineuse, quelquefois prurigineuse. Rien dans la poitrine ni au cœur. Rien au prépuce.

Plusieurs dents cariées. A eu des poussées de gingivite et de la diphthérie buccale.

4 janvier. — 105 grammes de sucre, 6 grammes d'urée par litre (4 litres d'urine).

10. — L'enfant pèse 52 livres.

17. — Il pèse 55 livres.

24. — Il pèse 50 livres.

27. — L'enfant maigrit, pâlit, peut à peine marcher.

Exulcération et croûtes sous l'aile du nez à droite.

Toux grasse, rien dans la poitrine, scapulæ alatæ. Douleurs à l'épaule gauche, oppression très vive. L'enfant urine à peine. Mort dans la journée avec algidité des extrémités.

Autopsie. — Dans les poumons, on trouve quelques noyaux caséeux gros comme une noisette ; un tubercule crétacé au sommet gauche ; à la base gauche, un grand foyer d'apoplexie pulmonaire caractérisée par une infiltration sanguine noirâtre.

A la base droite, foyer de pneumonie, ramollissement du poumon qui se déchire facilement.

Pancréas un peu diminué de volume.

Reins et foie anémiés. Cœur atrophié, myocarde amaigri. Les masses musculaires du tronc sont très émaciées.

Observation V.

Communiquée par mon collègue et ami M. Savart.

R... âgé de 2 ans et demi, entre à la salle Saint-Louis, le 26 avril 1880 (service du docteur Archambault).

Enfant faible, très amaigri, malade depuis longtemps. Toux

assez fréquente, respiration courte ; à l'auscultation on trouve dans les deux poumons des points de broncho-pneumonie.

Deux ou trois jours après son entrée, on s'aperçut que cet enfant avait une soif vive, buvait constamment et urinait beaucoup. Ce qui fit penser à examiner les urines, dans lesquelles on trouva une grande quantité de sucre.

Le petit malade s'affaiblit de plus en plus et succombe quelques jours après, le 5 mai.

Pas d'autopsie.

Observation VI

Mott, *Journal de médecine de Hufeland*, 1813. Tiré de *The medic. and phil. register*, janvier 1811.

Un enfant de 9 ans, atteint de diabète, avait été soumis à la diète carnée, mais ce régime fut mal observé. La maladie durait depuis 9 mois quand on consulta Mott.

L'enfant très amaigri, affaibli, avait un appétit insatiable et une soif très vive. Il urinait par jour jusqu'à 10 pintes (5 litres à 5 litres $^1/_2$), quelquefois plus. Le pouls était plein, fréquent, la peau était sèche, chaude. Les gencives abîmées, les fécès très dures. Les forces allaient peu à peu diminuant, puis parurent les symptômes d'une hydropisie.

Les parents de l'enfant eurent alors l'idée de lui faire prendre le matin une pinte de petit-lait avec de l'alun.

L'enfant n'avait pas employé ce moyen depuis plus de 8 à 10 jours qu'il se plaignit d'un sentiment de rigidité dans les doigts de la main gauche, qui le lendemain s'accompagna de tremblement de l'avant-bras.

Le soir le côté gauche de la figure fut saisi de mouvements analogues, qui s'étendirent de proche en proche en trois jours au pied gauche, au côté droit de la figure, à l'avant-bras et au pied droit. La déglutition ainsi que la respiration étaient pénibles.

Le malade ne perdit pas l'appétit, et ne semblait pas s'affaiblir. Les nuits étaient tranquilles et pendant les trois premiers jours il n'eut aucune attaque de neuf heures du matin jusqu'à minuit.

Au bout de plusieurs jours de convulsions, l'enfant tomba dans le coma ; cependant il pouvait ouvrir les yeux, demander à boire. Le côté gauche était resté paralysé.

Bientôt le pouls tomba, la parole s'affaiblit, l'enfant ne put remuer dans son lit ; 8 jours après la cessation des convulsions il mourait.

Observation VII

Schindler, *Journal de médecine de Hufeland*, 1833.

L'auteur a vu un cas de diabète chez une fillette de 12 ans. La quantité d'urine était par jour de 14 quarts de Berlin, puis plus tard elle était tombée à 6 quarts. L'urine n'avait pas d'odeur acide; elle contenait du sucre en abondance, de l'urée et des sels.

Observation VIII

Venables, *A Practical treatise on diabetes*, 1825.

J..., garçon de 10 ans et 2 mois, perd des forces depuis deux ans ; il est très maigre, se plaint de céphalalgie, de soif vive, de nausées. Le pouls est fréquent, dur, serré. Toux avec dyspnée, respiration précipitée. Abdomen saillant, alternatives de constipation et de diarrhée. Peau sèche, chaude. Appétit très fort ; 8 pintes d'urine par jour (4 litres et demi). Quantité considérable d'albumine, sucre; densité de 1020 à 1025.

Observation IX

Johnson, *Case of diabetes mellitus in a boy of nine years of age with the appearances on dissection* (*Medico-chirurgical Review*, 1838).

Le docteur est appelé le 15 juin pour un enfant chez lequel on avait reconnu le diabète depuis peu de semaines, et qui était devenu faible et émacié.

La soif était vive, il urinait 8 à 10 pintes (4 à 6 litres) de liquide d'une densité élevée, la langue était blanche, le pouls fréquent; diète carnée, poudre de Dower, bains chauds.

La mère de l'enfant, sur le conseil d'un ami, se décida à essayer un remède qui avait, paraît-il, réussi dans un cas désespéré de diabète et qui consistait à boire l'urine. Pendant 10 jours l'enfant but toute son urine, sans amélioration ; il ne trouvait pas l'urine mauvaise ! Puis traitement homœopathique par la belladone. Mort le 28 juillet.

Autopsie. — Corps émacié, viscères thoraciques sains. Quelques adhérences intestinales, la muqueuse est très vascularisée. Ganglions mésentériques tuméfiés et congestionnés. Estomac, foie, rate sains. Vésicule biliaire vide. Reins grossis, congestionnés ; le tissu cellulaire périphérique avait un aspect gélatineux. Parois de la vessie épaisses.

Observation X (résumée).

Kieser, *Schmidt's Jahrbuch*, 1841.

Diabète sucré chez une jeune fille de 15 ans. — Début insidieux. Diagnostic tardif.

Cette jeune fille était réglée depuis l'âge de 12 ans. Le 10 novembre 1835, ses règles se suppriment tout à coup à la suite d'une frayeur et du froid. Déjà la malade avait observé une augmentation dans la quantité de ses urines. Ses règles étaient toujours précédées de fleurs blanches, qui se supprimèrent en même temps que les règles. En même temps, la faim et la soif s'accusent davantage. La jeune malade s'affaiblit, s'amaigrit, la peau devient sèche, la marche pénible.

Elle entre à l'hôpital le 15 mai 1836. Un mois auparavant elle s'était aperçue d'une ulcération aux parties génitales externes ; elle éprouvait aussi des démangeaisons à la vulve. L'ulcère disparut par l'application d'eau de Goulard, les démangeaisons persistèrent.

L'enfant rendait de 4 à 8 litres d'urine par jour et la quantité émise dépassait celle des liquides ingérés. Pendant les jours froids, elle urinait 2 à 3 litres de plus qu'elle n'avait bu.

En 59 jours, elle but 388 litres et en urina 407, soit par jour environ 1 litre 1/4 d'urine en plus de la boisson.

21 mai. — L'urine contient 12 pour 100 de sucre, de l'acide urique et des traces d'urée.

21 juin. — 20 pour 100 de sucre.

La malade sous l'influence d'un traitement complexe s'améliora quelque temps, sortit de l'hôpital, puis s'affaiblit de nouveau et mourut peu après.

Observations XI et XII.

Heine, *Journal für Kinderkrankheiten*, 1849.

Deux cas de diabète guéris par l'emploi du sulfate de fer.

1° A..., âgé de 9 ans, est né d'une mère phthisique. Bien portant jusqu'à 4 ans, il eut alors la rougeole et depuis il resta maladif, maltraité, mal nourri. Peu après, il devint faible, maigre, triste, se fatiguant aisément, son appétit se dérègle, il mange sans cesse sans se rassasier. Par deux reprises, l'enfant eut des attaques de ptyalisme durant huit à dix jours. Puis il fut pris de fièvre vespérale. Il se relevait jusqu'à dix fois la nuit pour uriner. L'examen des urines donna la réaction caractéristique.

Traitement par calomel, rhum, magnésie, puis phosphate de soude et ipéca; enfin par le sulfate de fer, qui en cinq à six semaines fit disparaître le sucre, et rétablit complètement la santé de l'enfant.

2° A..., âgé de 7 ans, fils de juif. L'enfant, très maigre, a les yeux excavés, la peau sèche, la langue chargée, le goût de sucre à la bouche ; il avait beaucoup pâti dans de longs voyages. Il perdait en vingt-quatre heures de 4 à 5 quarts d'urine (plus de 5 litres 1/2) contenant une notable quantité de sucre. Appétit médiocre, soif très vive.

On le traita par l'extrait de rhubarbe avec du sulfate de fer.

En 5 jours, la quantité d'urine avait fort diminué; en 8 jours, le sucre avait disparu.

L'appétit et les forces revinrent, et quatre semaines après l'enfant était complètement guéri.

Observation XIII.

Becquerel, *Bulletin de la Société médicale des hôpitaux*, 1849.

Diabète sucré chez un enfant de 9 ans et demi. — Début brusque. Marche rapide. — Mort au bout de très peu de jours.

Cet enfant avait toujours eu une bonne santé. Au retour de sa pension, le 5 décembre 1849, il se plaint de courbature et s'alite. On remarque qu'il rend une grande quantité d'urine limpide et mousseuse; la nuit, il s'éveille quatre ou cinq fois pour uriner.

Le 6, il dit avoir plus de soif et uriner davantage depuis une huitaine de jours. Courbature, tristesse; l'enfant est levé cependant; la soif est vive, la faim est médiocre. 3 litres d'urine en vingt-quatre heures, à peu près le double des boissons; constipation, peau sèche, pouls à 64 (une cuillerée à café de magnésie matin et soir; eau de Vichy pure ou coupée avec du vin de Bordeaux; viande rôtie, pain de gluten, etc.).

Le 7 et le 8, l'état s'aggrave; pourtant l'enfant va encore aux Tuileries, mais avec peine. Céphalalgie; peau sèche, pouls large, fort, inégal, à 68. Amaigrissement rapide, langue sèche, râpeuse comme dans une fièvre typhoïde adynamique; deux selles liquides noirâtres, 1 litre 1/2 de boisson et 2 litres 1/2 d'urine pareille à celle de la veille; somnolence.

(Solution de bicarbonate de soude, 4 grammes dans du houblon. Extrait mou de quinquina en potion et en lavement; deux vésicatoires aux cuisses.

Le 9, décubitus dorsal, l'enfant répond à peine; la peau est brûlante, le pouls vibrant, inégal; la langue est sèche, la soif est ardente, une selle liquide, émaciation extrême; 2 litres d'urine.

Le 10, aggravation des symptômes, deux vomissements bilieux, perte de connaissance, respiration haute et profonde, 32 inspirations par minute. Mort le 11, dans le coma. Les urines présentèrent toujours les mêmes caractères : supérieures en quantité aux boissons, elles étaient limpides, claires, légèrement jaunâtres, poissant la main et le linge. D'une saveur sucrée, elles étaient acides et leur densité fut 1035 une fois, et 1036 une seconde fois, 1000 grammes contenant 95,5 parties de solide. La déviation fut de 6°,35 un jour et 6°,50 les autres. La quantité de sucre contenue, d'après les expériences préliminaires, était dans la première expérience 70 grammes de sucre par litre d'urine et 82 grammes dans la seconde. Le glucose fut constaté chaque jour par la liqueur de Barreswill et par la potasse.

Pas d'autopsie.

Observation XIV (résumée).

Mac Intyre, *London Journal of medicine*, 1850.

Diabète sucré chez une petite fille de 5 ans.

Cette enfant fut vue par l'auteur, pour la première fois, à la fin de février 1845. Elle était très maigre, très faible ; les téguments étaient froids, la respiration courte, avec dilatation des narines. Pas de toux, résonnance normale de la poitrine, langue saburrale, gencives rouges, haleine désagréable, ventre gonflé, dur.

On avait remarqué que les mictions étaient fréquentes et abondantes (plusieurs pintes par jour).

L'urine bouillie avec de la potasse montra la réaction caractéristique du sucre; elle était d'ailleurs incolore, acide et d'une densité de 1042. Pas d'albumine. Traitement par rhubarbe, mercure et craie.

1er mars. — Nuit agitée; la faiblesse augmente, urine de densité 1045. Bain chaud. Huile de ricin.

2. — Nuit paisible; urines abondantes, 1035.

Le soir la prostration augmente.

4. — Soif impérieuse; boulimie, plaintes fréquentes, douleurs à l'hypochondre gauche.

6. — L'appétit disparaît ; le coma survient.

7. — Mort.

L'urine fut examinée chaque jour et ne varia guère en quantité jusqu'aux deux derniers jours. Elle tomba alors de 4 ou 5 pintes à 2 dans les vingt-quatre heures.

Autopsie.— Cerveau sain. Pas de tubercules cérébraux méningés ni pulmonaires; quelques adhérences pleurales à droite. Les poumons ont l'aspect de l'état fœtal ; le lobe inférieur gauche un peu congestionné.

La cavité de la poitrine communique avec l'estomac par un trou large, irrégulier dans les parois de ce viscère, et plusieurs petites perforations dans le diaphragme ; le contour de ces perforations était noir. La muqueuse stomacale présente encore quelques taches ecchymotiques.

Rate petite, foie, pancréas sains.

Reins normaux, vessie distendue.

N. B. — L'autopsie avait été pratiquée soixante-dix heures après la mort. L'auteur croit que la perforation trouvée à l'autopsie était une lésion cadavérique.

Observation XV.

Hauner, *Casper's Wochenschrift*, 1850.

Diabète sucré chez une petite fille d'un an nourrie de bouillie farineuse. Régime substantiel. — Amélioration. — Mort rapide.

Cette enfant est bien constituée ; nourrie seulement avec de la bouillie de farine et de l'eau ; elle devient, peu de semaines après sa naissance, inquiète, agitée ; le sommeil est troublé ; diarrhée, amaigrissement. Les purgatifs salins et les mercuriaux sont employés sans succès, le mode de nourriture n'est pas amélioré. L'enfant est conduite à l'hôpital de Munich et confiée aux soins du docteur Hauner. Là, on constate la soif excessive et l'abondance des urines.

L'enfant boit en vingt-quatre heures de 5 à 6 mesures d'eau et évacue une quantité encore plus grande d'urine ; celle-ci est très pâle, légèrement trouble, facilement coagulable, d'une saveur fade et sucrée. L'analyse montre une diminution notable des phosphates, de l'azote et de l'ammoniaque, et fait reconnaître la présence d'albumine et de sucre. On prescrit alors un régime substantiel et des médicaments toniques. L'amélioration qui semble se produire est de courte durée, la mort survient bientôt.

Autopsie. — Cadavre amaigri, jaune pâle ; dans la cavité du crâne rien qu'un état d'anémie très prononcé, substance cérébrale sans consistance ; poumons sains, exsangues, affaissés ; pas de traces de tubercules; cœur mou, petit, également exsangue; léger catarrhe intestinal. Les reins sont doublés de volume, décolorés, d'un blanc grisâtre avec des taches plus foncées, solides au toucher.

Dans la substance corticale et médiane, petits points suppurants disséminés; muqueuse des voies urinaires enflammée.

Observation XVI.

Kitselle, *Journal für Kinderkrankheiten*, 1852.

Mon fils, âgé actuellement de 8 mois, était, au moment de sa naissance, fort et de bon poids. Peu de jours après, se montrèrent les symptômes du diabète. Urines abondantes, d'odeur et de goût caractéristiques, les épingles et les langes sentaient le miel, et quand l'enfant eut quatorze jours il n'y eut plus de doute. Peau chaude, sèche, violent appétit, grand amaigrissement, l'enfant devient presque un squelette.

L'enfant grandit ainsi jusqu'à 6 mois, les os du crâne n'étaient pas plus soudés qu'à sa naissance. L'enfant toussait un peu, quoique l'examen de la poitrine n'y découvrît aucune modification du bruit respiratoire.

A 8 mois l'enfant avait repris le dessus.

Observation XVII.

Goolden, *On diabetes and its relation to brain affections* (*The Lancet*, 1854).

Une fille de 15 ans entre à l'hôpital se plaignant d'une céphalalgie violente et tenace, et de douleurs en divers points du corps, sans gonflement ni exacerbation à la pression. Apathie.

Pouls oscillant de 96 à 120, peau sèche, pas de moiteur. 24 onces (770 grammes) d'urine claire, couleur madère, alcaline, de densité 1024; l'urine était ammoniacale au moment même de l'émission. Examinée avec la soude, puis les sels de cuivre, il y eut un abondant précipité jaune orange. Un vésicatoire appliqué au cou supprime la céphalalgie; l'urine n'est plus ammoniacale, le sucre disparut. La malade est sous le coup d'une phthisie au début.

Observation XVIII.

Goolden, *loc. cit.*

E..., âgé de 13 ans, a des attaques d'épilepsie à heures et à époques irrégulières ; de temps en temps il perd conscience, murmure quelques paroles et reste dans sa position fixe pendant quelques minutes ; il sort de là avec perte totale du souvenir de ce qui s'est passé. Constipation habituelle. Légère tendance à la chorée, appétit bon, langue claire ; urine densité 1022, trouble, contient une quantité notable de sucre. Pendant plus d'un mois la glycosurie persiste non modifiée.

13 août. — 1/2 dragme de sulfate de magnésie. Mercure avec craie ; 14 à 20 onces d'urine.

20. — Urine densité 1014, pas de sucre.

Observation XIX.

Baudrimont, *Bulletin de thérapeutique*, 1856.

Diabète sucré chez un garçon de 11 ans. — Traitement par la levûre de bière. — Mort.

M. Baudrimont entreprit de traiter par la levûre de bière un enfant diabétique. Depuis le 16 octobre, cet enfant était soumis sans aucun succès à la médication alcaline. Le 20 décembre, une indisposition fit suspendre l'emploi des alcalins.

On commença le 15 janvier l'usage de la levûre à la dose de 0 gr. 20 le premier jour et de 0 gr. 30 les deux jours suivants. On avait alors 26 grammes de sucre par litre. En augmentant progressivement la dose de levûre, on arrivait au bout de 12 jours à 5 grammes pris en deux fois par 24 heures.

Cet enfant, d'un caractère doux et toujours inoffensif et tranquille, eut le cinquième jour de cette médication des symptômes simulant l'ivresse ; il devint boudeur, tapageur, méchant. Plusieurs fois, on crut apercevoir une certaine titubation dans sa démarche, il se disait un peu étourdi. Pendant ce temps, la soif avait diminué de moitié, mais non la densité des urines. Le 26 janvier elles contenaient 81 grammes de sucre par litre. Ce jour-là, grave indisposition de l'enfant, qui fit cesser la levûre. Il mourut quatre jours après, d'un épanchement séreux au cerveau.

Observation XX.

Grantham, *Med. Times and gaz.*, 1858.

L'auteur observe en octobre 1855 une fillette de 9 ans très pâle, muscles maigres, flasques. Dépression intellectuelle, soif incessante, langue rouge, constipation, urine abondante; quatre frères et sœurs morts d'épilepsie, le père mort après une attaque de *delirium tremens*. Urine densité 1028, jaune paille; ni phosphates, ni albumine, urée normale. Quantité notable de sucre.

Traitement par la diète mixte animale et végétale, pas de fruits. Acide chlorhydrique avant les repas. Au bout de 21 jours de ce régime, acétate de fer. Exercices corporels.

Le printemps et l'automne suivant rechute; deux ans après guérison complète, mars 1858. En 1867 la guérison persiste encore.

Observation XXI.

Sloane, *Observations on the saccharine treatment of diabetes mellitus* (*British Med. Journ.*, 1858).

L'auteur a observé un cas chez une fillette de 14 ans (dont la sœur, brodeuse, âgée de 23 ans, était elle-même diabétique depuis trois ans). Cette fille employée comme domestique était reconnue diabétique depuis trois mois, elle prit chaque jour pendant six semaines environ un demi-litre de sirop de sucre. La quantité quotidienne d'urine augmenta d'un demi-quart, et on trouvait dans une once d'urine 4 grains de sucre (soit environ 7 grammes par litre) de plus qu'avant le traitement par le sucre.

Observation XXII.

Bence Jones, *On Diabetes mellitus* (*Med. Times and. Gaz.*, 1858).

E..., âgée de 12 ans, entre à Saint Georges'Hospital. Elle est souffrante depuis six semaines, souffre dans le ventre, a maigri; soif vive, appétit vorace, urine en abondance, densité 1023; après trois jours de diète animale, elle donne 3 pintes (un peu plus de un litre et demi) d'urine, densité de 1031, peu de sucre. En six semaines l'urine tombe à 2 pintes et demie, densité 1012, pas de sucre. La malade avait gagné en poids près d'une livre. Alors on donne un peu de pain; le lendemain trois pintes d'urine densité 1015, traces de sucre; les expériences faites à plusieurs reprises montrent que toutes les fois que l'enfant mangeait du pain, le sucre reparaissait, 2 pintes de lait n'amenèrent pas la glycosurie. Avec des pommes de terre, urine 1019, sucre en abondance; une pinte et demie de porter ne donne pas de glycosurie. On donne alors 2 onces de sucre, l'urine avait comme densité 1012. Pendant quatre jours, pas de sucre. Le cinquième jour on donne du pain, aussitôt urine 1019. Traces de sucre.

Du miel est pris de 1 à 2 onces, pas de sucre. L'urine est examinée au saccharimètre de Soleil, et on dresse la table suivante :

		Densité.	Quantité de sucre.
30 juin.	Diète animale.	1014	0
1er juillet.	— —	»	0
2 —	— — avec pain . .	1025	19 grains par once.
3 —	— — seule	1003	pas de sucre.
4 —	— —	1007	—
5 —	— 1/3 de livre de sucre.	1027	15 grains par once.
6 —	— 1/6 — — .	1016	4
7 —	— seule.	1020	pas de sucre.
8 —	— —	1018	—
9 —	— et une pinte de porter.	1015	—
10 —	— — .	1018	
11 —	— et une pinte 1/2. . .	1020	—
12 —	— — . . .	1022	-
13 —	— — . . .	1015	—
16 —	— 4 onces de pain. . .	1022	traces de sucre.
17 —	— 2 — . . .	1025	—
18 —	— 2 — . . .	1016	—
19 —	— animale seule. . . .	1015	pas de sucre.

La quantité des urines n'est pas indiquée.

Observation XXIII.

Heiberg, *Ugeskrift for Læger*. Analysé *in Journal für Kinberkrankheiten*, 1861.

Une petite fille de 9 ans, jusqu'alors bien portante, souffre depuis six mois d'accidents gastriques répétés pendant lesquels la langue est un peu chargée; il y a inappétence, constipation, mais pas de fièvre. Les accidents passaient au bout de quelques jours, dès que l'enfant avait gardé le lit et pris un peu de rhubarbe et de laxatifs. Après une de ces indispositions l'enfant resta fatiguée, pâle, un peu amaigrie; aussi lui prescrivit-on du vin et un régime analeptique, et lorsqu'on vit paraître une éruption à la bouche, on la mit à l'huile de foie de morue. Rien à l'examen répété de la poitrine. Cependant l'enfant se plaignait de temps à autre de points sur les côtés du thorax.

Tel était en mai l'état général lorsque, lui trouvant la langue chargée, le médecin suspendit l'usage de l'huile de foie de morue. Au bout de quelques jours, le 10 mai, il la retrouva très amaigrie; faible avec de la fièvre, langue très chargée. Alors seulement on fit attention aux émissions involontaires d'urine fréquentes pendant la nuit. L'urine était très odorante, très jaune, contenait un nuage muqueux, densité 1026. Réaction très acide, pas d'albumine. Glycosurie évidente qui à l'analyse donne 8 pour 100 de sucre.

Les accidents gastriques parurent s'arrêter, la fièvre continuant, lorsque le 14 mai le médecin fut rappelé. L'enfant était froide presque sans pouls, agitée, accusant des douleurs indéterminées, les yeux ternes, à moitié fermés, ventre un peu tympanitique; rien dans la poitrine. Mort le 15.

Autopsie. — Corps amaigri, surface péritonéale des intestins injectée sans exsudation, excréments durs, très abondants dans l'intestin. Foie sans cirrhose ni stéatose, viscères abdominaux sains. Poumons partout crépitants, cœur flasque. Cerveau non examiné.

La soif n'avait pas augmenté d'une manière frappante, non plus que la quantité des urines. Ce n'est que dans les derniers temps que l'enfant perdait son urine de temps en temps la nuit. Elle transpirait assez souvent, avait un goût irrésistible pour les aliments gras. Quant à la viande, elle la mangeait sans pain.

Observation XXIV.

Lécorché, *De la cataracte diabétique* (*Archives générales de médecine*, 1861).

X..., âgé de 14 ans et demi, entre au commencement de l'année 1858, à l'hôpital des enfants. Il était souffrant depuis quelques mois, et avait eu des accès bien tranchés de fièvre intermittente. A son entrée à l'hôpital il accuse une courbature constante, soif vive, appétit considérable, vue bonne, urine notablement sucrée.

Au mois de mai, étant amélioré, il va passer quelques jours chez ses parents, et suspend son traitement. La vue commence alors à baisser; et à son retour on trouve une cataracte double commençante qui d'abord s'était manifestée du côté gauche. En juin la cataracte était complète. Le globe des yeux, volumineux, offrait au doigt une certaine résistance. Le cristallin, plus gros qu'à l'état normal, poussait l'iris en avant. Cette membrane était d'une teinte bleuâtre, plus foncée dans certains endroits, blanchâtre dans d'autres. Les cristallins étaient complètement opaques. Les phosphènes étaient conservés. On l'opère d'un côté par abaissement; peu après l'opération, l'enfant meurt subitement.

Observation XXV.

Fischer, *Du diabète consécutif aux traumatismes* (*Archives générales de médecine*, 1862).

L... (Eugène), âgé de 11 ans, entre le 19 décembre 1857 à l'hôpital des Enfants (service de Bouvier); sa maladie a débuté il y a 15 mois, à la suite d'un coup sur les reins, faiblesse dans les jambes, amaigrissement; en octobre avait eu de l'ascite.

La soif est continuelle, les urines sont moins abondantes que la quantité de boissons ingérées. L'appétit d'abord exagéré a diminué depuis. Œdème des malléoles intermittent.

Changement très marqué dans le caractère, l'enfant est irritable, grognon. Parole plus lente, l'intelligence a diminué, la vue est faible, ni toux, ni diarrhée.

Etat au 15 décembre. — Urine claire, limpide, très abondante, contient du sucre en grande quantité. Face terreuse et blafarde, taches d'un rouge vineux sur les joues, peau sèche, parcheminée, sans sueur, pouls fréquent et petit, pas de toux.

Langue noire, sèche, peu d'appétit, pas de diarrhée, ventre ballonné, légère ascite, œdème des malléoles, faiblesse extrême des jambes.

3 janvier 1858. — Amaigrissement progressif, ventre plus ballonné. L'épanchement persiste; quantité de sucre abondante.

l'enfant ne peut se livrer à aucun exercice sans être aussitôt oppressé, son appétit est capricieux.

20. — Appétit absolument perdu. Nourri au jambon fumé.

27. — L'enfant se soumet avec plaisir et appétit à son nouveau régime, teint meilleur, figure moins maigre, les forces reviennent, urines non modifiées, douleurs lombaires exaspérées par la pression et la percussion,

15 mars. — L'amélioration persiste, peu de palpitations après la course, rien au cœur. Souffle doux dans les veines du cou.

18. — Inappétence, douleurs du ventre, persistance de l'ascite.

25. — Ascite accrue.

5 avril. — Diminution de la vue, affaiblissement,

25. — La lumière vive fatigue l'enfant, il y a un trouble dans les milieux de l'œil.

Exeat 23 mai.

15 juin. — Rentrée de l'enfant, il peut à peine se conduire, l'on distingue nettement l'opacité des deux cristallins. La cataracte a débuté par le centre, d'où partent des stries blanchâtres.

20 juillet. — Cécité complète. Iris encore sensible à la lumière.

6 novembre. — Guersant opère.

10. — L'enfant succombe dans un état de faiblesse extrême et après quelques symptômes cérébraux. Pas de renseignements sur l'autopsie.

Observation XXVI.

Pavy, *Glycosurie après traumatisme* (*Researches on the nature and treatment of diabetes*. Londres, 1862).

Une petite fille de 4 ans avait été renversée et avait eu une fracture du crâne, elle restait insensible et ne pouvait avaler. Sa respiration était d'un caractère suspirieux, mais non stertoreux. Léger écoulement sanguin par le nez et la bouche. Pas de convulsions. Le docteur Wilks diagnostique une fracture de la base.

Mort quatre heures et demie après l'entrée à l'hôpital.

A l'autopsie, on trouve : fracture de la base du crâne, léger épanchement sanguin en dehors de la dure-mère qui est intacte. Dans les ventricules latéraux sérum légèrement sanguinolent. Dans le 4e ventricule, le plancher est ecchymosé.

L'urine trouvée dans la vessie, contient 5 grains et demi de sucre par once.

Observation XXVII.

Pavy (*loc. cit.*).

H..., âgé de 13 ans, très fatigué depuis quelque temps, meurt subitement. Poumons sains, sauf quelques lobules dans le poumon gauche, qui étaient en hépatisation rouge. Pas de tubercules. Foie chargé de sucre, d'une consistance de cuir. Au microscope, cellules graisseuses disséminées entre les cellules hépatiques. Les reins donnent une légère réaction de sucre.

Observation XXVIII.

Bence Jones, *Lectures on chemical and mecanical diseases* (*Medical Times and Gazette*, janvier 1865).

Il s'agit d'une jeune fille de 15 ans, atteinte du diabète; densité des urines, 1055; elle fait 8 milles anglais un jour, retourne le lendemain au point de départ. Le voyage l'a fort abattue, elle ne peut se remuer. Pendant cet extrême abattement les symptômes du diabète disparurent, le sucre ne pouvait être retrouvé. Au bout de quelques jours la malade reprit ses forces. L'urine remonta à 5 pintes en 24 heures, densité 1041 :

6 mois après, densité 1022. Glycosurie persistante. Amélioration notable.

N. B. — Le fait est en désaccord avec ceux où une fatigue amène la mort, avec ou sans acétonémie.

Observation XXIX.

Ogle, *On disease of the brain as a result of diabetes* (*Saint-Georges' Hospital Reports*, 1866).

Elisabeth M..., âgée de 14 ans, est admise le 11 mai 1859, avec des symptômes diabétiques dont le début remonte à 14 mois (il ne semble pas qu'il y ait eu hérédité). Après divers traitements, elle fut quelque temps traitée par le sucre et la thériaque.

Survinrent alors céphalalgie, douleurs thoraciques; puis coma, déviation de la bouche du côté droit, avec strabisme, 40 respirations à la minute ; mort le 14 juin.

Autopsie. — Vaisseaux du cerveau congestionnés. Cerveau, cœur, poumons sains. Foie gras, reins congestionnés.

Observation XXX.

Seegen, *Beiträge zur Casuistik der Melliturie* (*Virchow's Archiv. für Pathologische Anatomie*, 1866).

H..., âgée de 11 ans, née d'une mère atteinte d'aliénation mentale, sujette aux migraines, se plaignait de la soif depuis longtemps; la maladie est reconnue en août 1864 ; alors amaigrissement, face pâle, peau sèche, goût acide à la bouche, carie des dents. 4 à 7 livres d'urine par jour, sucre 7 à 7 1/2 pour 140. Traitement par : carbonate de soude et huile de foie de morue. Amélioration, le sucre tombe à 2 ou 2,5 pour 100.

Mars 1865. — L'état empire. Amaigrissement marqué surtout aux membres. Tête trop grosse pour le corps. Air anxieux. Poumons sains. Pèse 49 livres.

13 juillet. — Urine, 1940 centilitres ; sucre, 4,9 pour 100.

29. — Urine, 1960 centilitres ; sucre, 5,1 pour 100.

12 août. — Urine, 1750 centilitres ; sucre, 4,2 pour 100.

19. — Urine, 1800 centilitres ; sucre, 4,8 pour 100.

24. — Urine, 1875 centilitres ; sucre, 3,9 pour 100.

L'enfant pèse 49 livres.

Observation XXXI.

Seegen (*loc. cit.*).

J..., âgée de 12 ans. Le frère de la malade est mort l'année précédente du diabète. Elle-même est malade depuis 2 ans 1/2. L'urine contient 9,5 pour 100 de sucre. Pendant l'hiver 1861-1862, cataracte sur l'œil gauche.

18 mai 1862. — Enfant très amaigrie, vue complètement perdue à gauche, intacte à droite. Foie normal ; sous la clavicule droite,

sonorité diminuée, respiration rude, soif et appétit modérés. Urine, 3450 centilitres ; sucre, 8,2 pour 100.

28. — Urine, 2900 centilitres ; sucre, 6,8 pour 100.

Le traitement n'a pas amené de diminution plus grande de la quantité de sucre.

Observation XXXII.

Wisshaupt, *Prag. Vierteljahrschrift.*

Diabète sucré chez une jeune fille de 12 ans. — Régime carné, mais non exclusif, deux mois et demi après le début. — Amélioration. — Dégoût de la viande. — Mort.

Début vers le 15 août. Cette enfant avait passé l'été en Hongrie, où elle avait mangé beaucoup de raisin, de melon, et plus de farineux que de viande. Au milieu du mois d'août, pendant une promenade, elle fut mouillée par la pluie, et dut passer la moitié de la journée dans ses habits humides.

Depuis ce temps, elle a remarqué qu'elle urinait plus souvent qu'autrefois et que la faim et la soif avaient augmenté. Elle maigrissait beaucoup, ce qui fut attribué à la croissance.

20 septembre. — A cette époque, elle fut soignée pour une grippe.

20 octobre. — La mère, attentive, fit remarquer que sa fille était devenue plus triste, qu'elle avait de la fatigue dans les jambes, qu'elle était pâle, anémiée.

3 novembre. — L'odeur particulière de l'haleine attira l'attention du médecin qui procéda à un examen plus complet. L'amaigrissement était considérable ; la peau sèche, fendillée. Grande faim, envie de mets farineux, soif insatiable. Sensation de sécheresse dans la bouche et la gorge, de façon que l'enfant ne pouvait avaler des morceaux secs. Gencives rouges et ramollies, haleine douceâtre, salive acide. Céphalalgie, lourdeur dans les jambes, tristesse. Pouls 90 ; respiration 16. Urine claire comme de l'eau, de consistance huileuse, densité 1033, acide, avec une odeur sucrée, mais sans l'odeur particulière habituelle de l'urine.

Traitement : chaleur, nourriture animale, lait, bœuf, eau, bains, décoction de quinquina ; le soir, opium.

6. — La fatigue devient plus grande; la faim et la soif ont diminué de moitié, aussi bien que la polyurie.

8. — Grand dégoût pour la viande. Acide nitrique dans de l'eau; lavements pour combattre la constipation.

9 — Se plaint de brûlure à l'estomac. Les selles sont constituées par des scybales. Respiration profonde. Pouls très fréquent. Perte d'appétit, mais augmentation de la soif.

10. — Agitation. Pupilles dilatées ne réagissant plus.

L'enfant ne répond plus. Le soir, respiration de plus en plus profonde et rare, déglutition difficile et mort.

Pas d'autopsie.

Observation XXXIII.

Bouchut, *Maladies des nouveau-nés*, 1867.

Diabète sucré. — Phthisie. — Polyurie. — Mort.

M... (Léontine-Marie), âgée de 10 ans, entrée le 27 septembre 1859, au n° 17 de la salle Sainte-Marguerite, morte le 8 octobre. Cette enfant, qu'on nous dit être d'une bonne santé habituelle, n'a jamais eu que la rougeole. Il y a un an elle alla passer sept mois à Elbeuf, et là elle fut prise au mois d'avril d'une soif insatiable sans cause évidente. Depuis, la soif a toujours augmenté ainsi que l'appétit. Elle est prise de temps à autre d'indigestions, mais en dehors point de vomissements ni de diarrhée. Elle boit environ trois litres par jour et ses urines sont très abondantes. Toux nulle, si ce n'est depuis trois semaines où elle s'est montrée peu à peu. Flueurs blanches datant d'un an. Elle mange beaucoup de pain, de viande, de légumes. Eau rougie.

28 septembre. — Amaigrissement considérable, avec atrophie des muscles. La langue est naturelle, l'appétit est bon, la soif considérable. Les digestions se font bien : pas de diarrhée, garde-robes naturelles.

Peau un peu chaude, sèche, 126 pulsations, pouls faible, sueurs nulles. Toux fréquente avec peu d'expectoration; 28 respirations. Du côté gauche au sommet, en avant et en arrière, respiration et râle caverneux, amphorique avec résonnance amphorique de la voix, surtout appréciable sous la clavicule; vers la base on perçoit à la place du murmure respiratoire un souffle très intense, qui semble se passer immédiatement sous l'oreille, avec retentissement exagéré de la voix et gargouillement; du côté droit, râles humides au sommet, et à la percussion sonorité augmentée avec son tympanique sous la clavicule et dans l'aisselle. Les urines sont abondantes, fort denses et poisseuses. Elles réduisent manifestement la liqueur de Frommherz et la font passer au rouge, elles précipitent par la chaleur, mais le précipité se redissout dans l'acide azotique.

Cette enfant resta pendant quinze jours dans le même état; ses urines, examinées à plusieurs reprises, renfermaient toujours du sucre; elle se levait chaque jour, lorsque pendant la nuit du 8 au 9 octobre elle eut un peu de diarrhée, puis des convulsions et tomba dans le coma avec cyanose, anesthésie, et elle succomba au bout de quelques heures.

Nécropsie. — Le poumon gauche renferme une caverne énorme avec infiltration de matière tuberculeuse autour des parois et tubercules crus disséminés dans le reste de l'organe. Le poumon droit était rempli de tubercules disséminés avec quelques petites cavernes au sommet. Les ganglions bronchiques étaient tuberculeux. L'estomac et les intestins sont dans l'état normal. Le foie a son volume et sa densité ordinaires, il est d'une couleur brun foncé sans altération. Le cerveau ne présente aucune altération. Les reins sont assez volumineux, sans modification de structure autre qu'une hypertrophie assez considérable de la substance corticale.

Observation XXXIV.

Bouchut, *Maladies des nouveau-nés*, 1867.

Le docteur Caron a observé, en 1852, une dame qui avait trois enfants qui urinaient très abondamment et buvaient dans des proportions effrayantes.

L'un de ces trois enfants âgé de 3 ans et demi, était d'une maigreur squelettique. La peau était rugueuse et la langue blanche, desséchée. Il mangeait et buvait beaucoup. Son urine, claire, insipide, marquait 0 degré. C'était une polydipsie avec polyurie sans diabète; mais antérieurement, au dire de la mère, les urines collaient au linge et tachaient tout ce qu'elles avaient touché. Elles avaient changé d'aspect et de goût sous l'influence du sel gris et de la limonade chlorhydrique.

Le second enfant, âgé de 17 mois, était maigre, chétif, buvait et mangeait beaucoup, il urinait abondamment, 6 à 7 litres par jour, à peu près autant qu'il buvait. Les urines, sucrées, pesaient 3 1/2 et quelquefois 4 (1033 à 1036). Elles réduisaient les sels de cuivre.

Le troisième enfant, âgé de 3 mois, encore au sein, tétait considérablement, urinait beaucoup, et, selon la mère, les urines ont un goût sucré. Elles n'ont pu être examinées.

Les deux premiers enfants, suivis pendant six semaines, furent mis à l'usage du vin de quinquina, aiguisé d'acide chlorhydrique (1 gramme pour 100), et prirent des bains alcalins. Leurs urines devinrent moins abondantes, pesaient 1 à 2 degrés, étaient plus colorées et n'avaient plus le goût fade qu'elles avaient au début du traitement, bien qu'elles ne pesassent que 0 degré et qu'elles ne continssent pas de sucre.

L'enfant de 17 mois était en voie d'amélioration : il mangeait moins, dormait mieux, buvait plus raisonnablement, les urines étaient moins abondantes, mais tout à coup survint un croup rapidement mortel.

Observation XXXV.

Wieber, *New-York Med. Record* (*Virchow's Jahresbericht*, 1867).

Un traitement durant 20 mois par l'eau de Vichy, 1 à 2 pintes au début, en moindre quantité plus tard, amena chez une petite fille de 7 ans le diabète au point que l'urine ne contenait plus que par moments des traces de sucre, et que l'enfant put retourner à l'école.

Observation XXXVI

James Brown, *In American Journal of obstetrics*, 1868.

Une petite fille devint diabétique à l'âge de 20 mois et mourut avant la fin de sa deuxième année. Elle donnait par jour cinq pintes d'urine sucrée, non albumineuse, dont la densité variait de

1030 à 1036. La vulve devint érythémateuse, la respiration prit une odeur comparable à celle de chloroforme, elle s'émacia et après quelques attaques de fièvre mourut d'épuisement. A la mort on trouva une tuberculose miliaire généralisée, le cerveau spécialement était injecté, l'arachnoïde épaissie, tandis que des tubercules se trouvaient dans les scissures de Sylvius, et par centaines dans les plexus choroïdes.

Dickinson à qui nous devons le résumé de ce cas y voit plutôt une glycosurie dépendante de la tuberculose méningée.

Observation XXXVII

Howship Dickinson, *On certain morbid changes in the nervous system associated with diabetes* (*Medico-chirurgical Transactions*, 1870).

Thomas H... âgé de 6 ans, entre à Saint Georges'Hospital le 25 janvier 1868. Enfant très émacié, peau sèche, dure, langue rouge, se plaignant de soif et de faim. L'urine monte à 4 quarts par jour (4 litres 500), densité 1048, très riche en sucre. Vie pénible. Il y a 6 semaines que l'on a remarqué l'abondance des urines. Il est soumis à une diète réglée, gâteaux de son, pain de gluten, œufs, beef tea, légumes verts et lait. Dans le thé, glycérine au lieu de sucre, et faible quantité de gin. D'abord on accorde un peu de pain, bientôt on le supprime. Huile de foie de morue, toniques, faibles doses d'opium.

Séjour à l'hôpital pendant près de 4 mois ; à la fin de ce temps, l'enfant est si fort amélioré qu'on l'envoie en convalescence. Pendant son séjour à Saint Georges, la quantité d'urine varia de 24 à 110 onces (768 à 3520 grammes) en 24 heures. La densité de 1035 à 1056; toujours très riche en sucre; la température axillaire était de 93,6 F à 94,8 (34,2, 34,9). Un mois après l'enfant revenait très affaibli, maigre, lèvres et langue sèches, état léthargique, toux sèche, fréquente; température 97,8 36,5 Puis délire agité. Mort le 12 juin.

Autopsie. — A l'ouverture du crâne on trouve le cerveau un peu congestionné; dans les ventricules un peu de liquide clair; la moelle, le pont de Varole et les pédoncules furent mis dans l'acide chromique. Une fois durcis, on put voir sur des coupes des modifications évidentes des tissus. On voyait surtout des excavations remarquables, évidemment le résultat de la maladie. Dans la moelle épinière, au-dessous de la décussation des pyramides, il y avait une petite cavité dans le voisinage immédiat du canal central, qui, à l'œil nu, ressemblait à une piqûre d'aiguille; le microscope montre qu'il s'agissait d'une cavité de forme ovale, irrégulière, formée en partie dans la substance blanche. Presque isolés dans cette cavité, il y avait de larges vaisseaux sanguins, dont l'un, qui avait les caractères d'une artère, était inclus dans une masse de tissu fibroïde à fins noyaux.

Les vaisseaux et le tissu qui étaient en contact immédiat avec eux étaient, sauf en en point, séparés de la substance nerveuse environnante par un espace vide. Les vaisseaux sanguins dans la partie voisine de la moelle étaient plus visibles que normalement et beaucoup, surtout dans la substance grise, avaient de petits espaces irréguliers autour d'eux. Les vaisseaux dans le sillon antérieur semblaient dilatés et le fond du sillon érodé formait une cavité irrégulière, limitée par des tubes nerveux, brisés et saillants. Dans une corne antérieure la substance nerveuse avait en partie été modifiée, et l'on voyait de gros globules transparents, qui prouvaient jusqu'à l'évidence la désintégration de la substance nerveuse.

Dans la moelle allongée il y avait des altérations manifestes. Elles étaient situées au voisinage de la ligne médiane dans les olives et dans le plancher du 4e ventricule. Presque de chaque côté du plan médian et presque sur toute la longueur il y avait une excavation longue de $^1/_8$ de pouce très visible à l'œil nu.

Les deux cavités qui se ressemblaient étroitement communiquent ensemble par places. Elles contenaient un vaisseau sanguin dilaté. Dans les corps olivaires, on voyait une dégénération étendue de la substance nerveuse au voisinage des gros vaisseaux qui irriguent cette région. Dans la substance blanche, dans et autour des corps dentelés, il y avait beaucoup de vaisseaux plus visibles qu'à l'état normal et de formes irrégulières. Au voisinage de ces vaisseaux dilatés se rencontraient des globules transparents. Dans d'autres points où les altérations étaient plus avancées, les vaisseaux étaient entourés par des cavités vastes et irrégulières. Souvent aux vaisseaux adhéraient de gros globules transparents, laissant un espace vide entre le vaisseau et la paroi de la cavité.

Dans la substance blanche près du centre des olives était une une cavité irrégulière de près de $^1/_{24}$ de pouce, occupée par des restes de fibres nerveuses et des débris de globules.

De notables changements existaient aussi dans le plancher du quatrième ventricule. Ils étaient très nombreux vers le bout supérieur de la moelle, et ressemblent à ceux décrits dans les corps olivaires.

Au pont de Varole les lésions étaient aussi frappantes que dans la moelle. Près de la racine d'un des nerfs faciaux était une excavation remarquable, des parois de laquelle faisaient saillie des vaisseaux sanguins, de forme oblongue, longue de $^1/_8$ de pouce, à peu de distance de la surface du pont. C'était évidemment l'élargissement d'un sillon naturel qui loge un repli de la pie-mère.

Près du pont de Varole, entre les attaches des pédoncules antérieurs, il y avait une cavité pouvant contenir un petit pois à parois irrégulières avec vaisseaux saillants.

Outre ce que nous venons de décrire, beaucoup de cavités plus petites, en rapport avec les vaisseaux sanguins, existaient dans la protubérance.

Dans les pédoncules et les couches optiques, les vaisseaux sanguins étaient plus manifestes que d'habitude, et on voyait quelques petites cavités analogues aux précédentes.

Les nerfs pneumo-gastriques étaient sains. Les ganglions semi-lunaires de même. Les poumons étaient friables, chargés de sérum. Au sommet gauche, petit dépôt de tubercules ramollis. Au microscope petits dépôts tuberculeux.

Le foie pesait 22 onces et était dur, non autrement altéré. Il y avait une accumulation de l'épithélium qui tendait à détruire l'aspect réticulé du lobule en remplissant les espaces interstitiels normaux.

Reins pâles; un peu mous à la surface. Rate et estomac sains.

Observation XXXVIII.

Senator, *Communication à la Société médicale de Berlin* (*Berliner klinische Wochenschrift*, 1872).

Un garçon de 13 ans, faible, souvent malade, se plaignait depuis quelque temps d'énurésie et de douleurs dans la région de la vessie.

Quoiqu'on n'en trouvât pas la cause, la belladone fut employée sans succès. Plus tard survinrent appétit vorace et soif vive.

L'examen des urines donne 3,8 de sucre pour 100, deux à trois quarts par jour. Diète animale, arsenic, genièvre, alcalins employés sans succès, la fièvre survint bientôt, puis broncho-pneumonie caséeuse. Mort en trois semaines.

L'examen des viscères abdominaux ne donna aucun résultat.

Observation XXXIX.

Senator (*loc. cit.*).

Une fille de 12 ans, scrofuleuse, nourrie insuffisamment, depuis huit à dix jours, se sentait affaiblie et très altérée. L'examen des urines montre une quantité notable de sucre. Bientôt survient la fièvre ; mort dix jours après ; quatre semaines au plus depuis les premiers symptômes.

Observation XL.

Richard Schmitz, *Berliner klinische Wochenschrift*, 1873.

Mme K..., âgée de 37 ans, envoyée aux bains de Neuenahr en 1871 pour le diabète, est malade depuis l'hiver 1868.

Sa fille, âgée de 4 ans, d'un extérieur faible et délicat, est, le 26 novembre, prise soudain des symptômes suivants : grande faiblesse, émaciation, céphalalgie, langue sèche, soif vive, pouls fréquent, température élevée, diurèse amoindrie, constipation; on croit à une fièvre gastrique. L'urine qui, regardée les jours précédents, ne contenait pas de sucre, est forte en couleur, très acide, avec un abondant dépôt de sels, densité 1043, pas d'albumine, mais on y trouve 5,8 pour 100 de sucre.

Traitement : bicarbonate de soude, bouillon, viande rôtie, œufs, fromage, lait.

3 décembre. — Urine, densité, 1038 ; 3,5 pour 100 de sucre. Sédiments urinaires encore abondants. La diurèse n'augmente pas. Pouls normal, température non augmentée, langue bonne. Céphalalgie disparue. L'aimaigrissement persiste.

8. — Urine, densité 1035; 2 pour 100 de sucre. Amélioration notable.

14. — Urine, densité 1035; pas de sucre, sédiments urinaires. Les dépôts de sels, ainsi que cette forte densité, durent encore une quinzaine de jours. Le sucre n'a pas reparu, et dès le 11 décembre, l'enfant avait pu quitter son lit, quoique très amaigrie. L'emploi combiné du fer et de l'huile de foie de morue avec la diète carnée la releva rapidement.

D'après une communication de la mère, une autre fille de 15 ans aurait du sucre dans ses urines.

Observation XLI.

Niedergesäss, *Inauguralis dissertatio*. Berlin, 1873.

Diabète sucré. — Jeune fille de 12 ans. — Traumatisme sur la tête. — Développement du diabète onze mois après. — Régime carné tardif. Marche croissante de la maladie. — Mort dans le coma.

Agnès S..., âgée de 12 ans, était bien portante.

En juillet 1871, elle roula dans un escalier, ayant un enfant sur les bras. Elle éprouva une assez forte secousse dans tout le corps, et eut, à la tête, une petite plaie sur le côté de la suture sagittale; elle perdit connaissance pendant quelques instants seulement.

Dans les onze mois qui suivirent cette chute, la malade n'a présenté aucun symptôme cérébral.

En juin 1872, elle commença à souffrir de maux de tête continuels qui augmentèrent peu à peu, de telle façon qu'elle devint très irritable, et qu'une disposition d'esprit triste et inquiète fit place à sa vivacité et à sa gaieté premières.

Au bout de peu de temps, sa mère remarqua qu'elle urinait plus qu'à l'ordinaire, particulièrement la nuit, et qu'elle buvait beaucoup. L'appétit était un peu amoindri, la digestion paraissait troublée; elle se plaignait de vives douleurs dans la région stomacale. Les selles étaient parfois retardées.

Au bout de quelques semaines, une faible amélioration se produisit, puis l'enfant commença à éprouver une grande fatigue et un grand abattement, du tiraillement dans le dos, des lourdeurs dans les extrémités inférieures. En même temps son appétit devenait meilleur, et elle prenait une assez grande quantité de nourriture. Souvent elle éprouva des défaillances passagères. Sa faiblesse augmenta progressivement, en même temps qu'elle maigrissait, de sorte qu'elle était obligée de se tenir couchée une grande partie de la journée. La douleur de tête continuait, et il s'y ajouta des envies de vomir et de la constipation rebelle. Elle rendait environ 5 litres d'urine jaune pâle et d'une couleur douceâtre agréable.

La diète carnée fut prescrite et s'exécuta avec une grande sévérité. Une amélioration se produisit, mais dura peu, car des embarras de digestion exigèrent une modification du régime. Réapparition de nausées violentes et de vomissements, continuation des douleurs épigastriques. Abdomen volumineux et fortement tendu.

La malade prétend avoir éprouvé, en octobre, une notable diminution de la vue, avoir été très agitée et avoir eu des nuits d'insomnie. Pas de fièvre. L'examen chimique de l'urine confirme le diagnostic.

La diète carnée étant très mal supportée, on y ajoute une petite quantité de pain; comme boisson, on donna du vin rouge, du thé, du café, de l'eau de Seltz, de même que de l'eau de source à discrétion. Le traitement se composa de teinture d'opium avec des ferrugineux, puis huile de foie de morue, bicarbonate de soude. Solution arsenicale. Tout fut inutile.

État actuel (novembre 1872) :

A son entrée, cette enfant, de petite stature, très pâle, paraît extraordinairement amaigrie. La peau est très mince, sèche et fanée, présente de la desquamation. Si on lui fait un pli, ce pli se conserve comme dans le choléra. Température axillaire, 37°,2. Violentes démangeaisons de la peau; et, par suite des grattages, excoriations sur le dos et les extrémités. Le poids du corps de la malade est de 20 kilogrammes 1/2. Les lèvres et la muqueuse buccales sont sèches et très anémiques. Il y a un *fœtor ex ore* tout particulier, mais pas de goût sucré. Les gencives sont lâches et en partie disparues. Il manque des dents aux mâchoires. Celles qui existent sont cariées d'arrière en avant.

La langue est fendillée dans différents sens. En certains endroits, elle est rouge, comme dépourvue d'épithélium, et les papilles semblent hypertrophiées, particulièrement aux bords de la langue. Sécheresse de la bouche. Soif considérable. Appétit vorace, qu'une grande quantité de nourriture ne peut satisfaire. Douleurs épigastriques continues. Ventre douloureusement tendu. Constipation. Envies d'uriner fréquentes et pressantes. Le foie dépasse de trois doigts le dessous des fausses côtes. Il est insensible à la pression. La rate n'est pas grosse. Pas d'ascite.

Le thorax est extraordinairement plat, long et étroit, les espaces intercostaux larges et creux, les clavicules très proéminentes des deux côtés. La fosse sus-claviculaire droite est renfoncée. La percussion donne à ce niveau un peu de diminution de la sonorité, ainsi qu'au-dessous de la clavicule et dans la fosse sus-épineuse. L'auscultation, en ces points, indique que le murmure vésizulaire est affaibli et accompagné de râles fréquents. Il y a de l'expiration prolongée. Le choc du cœur est à peine senti; le pouls est petit et dépressible à 75.

Du côté du système nerveux : excitabilité extraordinaire et inquiétude. Insomnie avec rêves inquiétants, céphalalgie et défaillances réitérées, hypéresthésie. Mémoire diminuée ainsi que la vue. Les milieux de l'œil ne sont pas troublés. Pas de paralysie.

Quantité d'urine.	5,750 cc.
Densité	1,025
Sucre	6,25 p. °/°.
Urée.	0,94 p. °/°.

L'urine est acide et de couleur jaune pâle.

Pronostic défavorable.

Même traitement, plus de lait.

Après dix jours de repos, on donne de la glycérine avec la diète carnée, suivant les principes de Schultzen.

Du 5 au 18 décembre, la quantité d'urine se maintient aux environs de 6 litres, avec un poids spécifique de 1032 à 1035 et 7 à 8 pour 100 de sucre.

18. — Diarrhée, diminution de l'appétit, on supprime la glycérine et on revient au régime mixte avec la teinture d'opium contre la diarrhée.

22. — Malade très affaiblie. Diarrhée disparue, toux violente depuis quelques jours, pas d'expectoration. Les phénomènes de percussion et d'auscultation ne sont pas notablement changés. Œdème des malléoles.

3 janvier. — Même état. Puis douleurs en urinant. Constipation. Il existe un eczéma à l'orifice de l'urèthre et à la grande lèvre gauche.

10. — Poids du corps 15 kil. 800. La puissance visuelle a encore diminué. L'apathie succède à l'agitation. Œdème *ut suprà* et un peu aussi à la paupière supérieure gauche.

12 et 13. — On donne de nouveau de la glycérine, ce qui provoque les mêmes symptômes que précédemment. On la supprime bientôt.

18. — La malade a dans le jour plusieurs défaillances, se plaint de difficultés à respirer et de douleurs dans la région de l'hypochondre droit. Le foie est toujours gros. Les battements du cœur sont à peine perceptibles. Le pouls à peine sensible, filiforme, extrêmement rapide. Température 37°,2.

21. — Etat empiré. Appétit presque disparu. Soif très forte. L'enfant a perdu beaucoup de cheveux depuis quelque temps.

25. — La malade, très affaiblie, ne peut se tenir debout, n'est plus excitée, prend peu de nourriture, boit beaucoup.

Défaillances prolongées, peau froide, pouls très fréquent, 100 p. Respiration un peu accélérée. Douleurs hépatiques persistantes. Urine jaune trouble. Pas d'albumine. Pendant tout ce temps, la quantité d'urine a varié de 5 litres et demi à 7 litres et demi avec une densité moyenne de 1032.

Le 25 janvier, 1038. Le sucre de 7 à 8 pour 100.

27. — Phénomènes de paralysie. Perte de la parole et de la connaissance. Violentes convulsions et mort dans le coma.

Pas d'autopsie. Le cadavre se putréfie rapidement.

Observation XLII.

Hirschsprung, *Ugeskrift for Læger*, 1873. Analysé *in Jahrbuch für kinderheilkunde*, 1874.

Il s'agit d'une fille de 8 ans chez qui les premiers symptômes du diabète, soif vive, faim, sécheresse de la bouche, douleurs de la poitrine, dyspnée, céphalalgie, amaigrissement, parurent quatorze jours avant son entrée à l'hôpital.

Urine densité 1030 à 1034 ; 8 gr. 62 pour 100 de sucre. Mort au bout de 5 mois, ayant perdu plus du quart de son poids. Tuberculose pulmonaire développée.

La quantité de sucre oscille entre 5 et 10, 86 pour 100. La quantité d'urine ne dépasse jamais 6 litres. La densité oscille entre 1026 et 1040.

L'autopsie ne donna aucun résultat caractéristique.

Observation XLIII.

Büdde (*ibid.*).

L'auteur a vu un enfant de 11 ans qui fut pris soudain de diabète, avec soif vive, énurésie nocturne, polyurie, amaigrissement. Quelques semaines après, l'enfant était très épuisé.

L'urine contenait 8 pour 100 de sucre.

Le malade fut traité par la diète carnée et la glycérine. (Glycérine 30. Acide tartrique 5. Eau 200.)

Les phénomènes morbides disparurent en 11 jours.

L'état général s'améliora. Le sucre disparut de l'urine.

Observation XLIV.

Liégey, *Bulletin de la Société de médecine pratique*, 1874.

Un cas de diabète sucré paraissant, chez un jeune enfant, se rattacher à l'influence paludéenne.

Le 18 novembre, dès le matin, un vieillard vient me prier d'aller voir au plus vite un des enfants de son fils, petite fille d'un peu moins de 4 ans et demi, qu'il dit être fort malade. Je la trouve en effet très pâle, froide, immobile, dans le décubitus dorsal avec la respiration irrégulière, sans toux; elle présentait vraiment un aspect typhoïde.

Le grand-père m'apprend qu'elle est atteinte du diabète sucré depuis 9 mois. Habitant de la Sologne, il n'est à Choisy que depuis 8 jours; il y est venu, d'après le conseil d'un médecin du pays, pour changer d'air cette enfant dont la position continuait à empirer.

Avant la constatation du sucre dans son urine, elle n'avait jamais eu de maladie grave; rien autre chose que des accès de fièvre peu durables, mais assez fréquents.

En même temps que se manifestait le sucre bien des fois constaté, les accès de la fièvre, ou plutôt les paroxysmes (car elle finit par devenir continue) allèrent en augmentant de fréquence, il y avait de la soif vive, quelquefois exagération de l'appétit, qui dans les derniers temps au contraire fut presque aboli.

Il se produisit des abcès sur divers points du corps, un amaigrissement et un affaiblissement progressifs ; depuis trois semaines la malade ne pouvait marcher sans être soutenue.

Parmi les moyens employés se trouvaient le sulfate de quinine et le quinquina.

Le jour de l'examen le pouls était fréquent, petit, la peau sèche, le ventre gros, dur, tympanisé. Traitement : cataplasme, sinapisme sur le ventre, thé, alcool.

A la visite du soir l'enfant est dans le même état, la peau restée sèche est chaude, la respiration est tantôt précipitée, tantôt lente, le pouls petit, fréquent, un peu de délire; elle a pu conserver un peu d'urine; celle-ci examinée le lendemain, est limpide, peu colorée, acide; par la potasse caustique et la chaleur on a une teinte caramelée très marquée; par l'acide nitrique, des flocons d'albumine. Mort dans la nuit.

Observation XLV.

Rossbach, *Berliner klinische Wochenschrift*, 1874.

Diabète sucré chez une fille de 8 mois. — Traumatisme. — Commotion cérébrale guérie au bout de cinq jours. — Diabète constaté au bout de quatre semaines. — Lait écrémé fait diminuer la quantité de sucre. — Complications cutanées. — Mort. — Autopsie.

Cette enfant, nourrie artificiellement, était assez bien portante. Elle avait 7 mois lorsqu'une personne qui la tenait dans ses bras la laissa tomber. Après cette chute, elle eut une attaque d'éclampsie qui fit porter un pronostic très grave. La respiration était courte et irrégulière, le pouls lent et irrégulier; la peau sèche, les pupilles dilatées. Perte de connaissance. On ne trouva pas d'enfoncement des os du crâne ; il n'y eut pas de paralysie motrice. Le diagnostic porté fut commotion cérébrale.

La chute avait eu lieu le matin. Dans la journée quelques phénomènes se calmèrent, et le soir la peau était chaude, la respiration régulière, le pouls régulier, plus plein, tandis que la perte de connaissance et la dilatation des pupilles persistaient.

Dans la nuit, nouvelle attaque d'éclampsie, reproduction des mêmes phénomènes qui se calmèrent peu à peu.

Dix heures après, troisième attaque. La température était basse, 35°,5 ; il y avait une pâleur cadavérique, de la dilatation des pupilles, de la cyanose des lèvres et du nez. Pouls petit, intermittent, plus lent que la veille, respiration difficile, tantôt fréquente et superficielle.

3e jour. — Contraste avec la veille. L'enfant a uriné, a rendu des garde-robes et a pris quelque nourriture dans la nuit.

La pupille est normale, les yeux ont repris leur brillant, la température a monté. Il y a des sueurs à la peau. Le pouls est à 140, plein.

L'enfant est agitée, crie souvent, porte les mains à sa tête.

Deux jours après l'enfant était bien.

Quatre semaines après, l'enfant qui, auparavant, était forte et bien développée, avait maintenant perdu de ses forces et de son poids, bien qu'elle prît beaucoup de nourriture. Elle buvait du lait au biberon avec une grande avidité.

La mère, qui prenait grand soin de l'enfant, remarqua qu'elle rendait une grande quantité d'urine, à tel point que l'amaigrissement ne l'étonnait pas.

Les urines n'avaient que peu d'odeur et tachaient à peine le linge.

Ces symptômes éveillèrent l'attention du médecin sur la possibilité du diabète traumatique. Il fut confirmé dans son diagnostic par l'ensemble des symptômes que lui indiqua la mère et par une certaine odeur doucereuse des urines. L'analyse en était difficile à faire, car il est difficile d'obtenir de l'urine pure d'une petite fille de 8 mois. L'essai par les réactifs ordinaires y décelait du sucre d'une manière évidente. On en pouvait constater approximativement l'augmentation ou la diminution par l'intensité de la coloration au moyen de la potasse et par l'essai comparatif de la teinte avec celle que donnaient des solutions titrées de glycose. Ces essais permirent de conclure que l'urine contenait quelquefois 5 pour 100, souvent 2 à 3 pour 100.

La nourriture consista exclusivement en lait écrémé, sous l'influence duquel la quantité de sucre diminua. Puis tout à coup, sans cause connue, elle s'éleva à 10 pour 100.

L'alimentation étant nécessairement peu variée, on n'a pu étudier son influence sur les variations de la quantité de sucre. On donna du bouillon de poulet et de pigeon et la proportion de sucre ne changea pas.

Le lait écrémé paraissait bien meilleur.

Après quatorze jours de ce régime et deux ou trois cuillerées à bouche par jour d'eau de Karlsbad, la quantité de sucre avait beaucoup diminué, l'urine était moins abondante, l'enfant alla mieux. Cette amélioration fut de courte durée. Bientôt, sans cause connue, il y eut recrudescence des urines et mort trois mois après le début. Il y avait eu, vers la fin, des éruptions eczémateuses et furonculeuses.

Il est difficile de dire si le diabète s'est déclaré immédiatement ou non après la chute, car l'analyse des urines manqua au début. Rien ne faisait supposer l'existence de tubercules.

Autopsie. — On n'obtient pas la permission d'ouvrir le crâne. Poumons. Le tissu, en quelques endroits, est atélectasié, le reste est pâle, mou, mais sans autre altération. Le tissu du cœur était atrophié, mou, jaune. L'endocarde présentait des opacités. Estomac un peu distendu, sans hypertrophie. Foie et reins, surtout le gauche, un peu augmentés de volume et hyperémiés, mais sans aucune altération du parenchyme. Le reste de l'autopsie n'indique rien de particulier à noter.

N. B. — Le même auteur cite encore le cas d'un enfant de 13 ans, diabétique par hérédité : son père et un frère étaient morts de cette maladie. Lui-même mourut après trois ans de maladie.

Observation XLVI.

Donkin, *The Lancet*, 1875, vol. II, 880.

Une jeune fille de 10 ans souffrait, depuis trois mois, d'une soif vive et de mictions fréquentes. Le médecin qui l'examina reconnut le diabète, l'urine avait pour densité 1040, et contenait beaucoup de sucre. Traitement par la diète carnée et petite quantité de poudre de Dower. Cependant elle continuait à souffrir de la soif et, par moments, d'étourdissements. Le 2 octobre, elle fut soumise à la diète de lait écrémé, qu'elle suivit pendant dix jours.

Bientôt la densité de l'urine tomba à 1010, le 12 octobre; c'est alors que Donkin vit l'enfant pour la première fois.

Le même traitement fut continué et le 6 novembre elle fut vue par sir T. Watson, qui constata que l'urine avait pour densité 1015 et ne contenait ni sucre, ni albumine. Depuis ce moment cette jeune fille se porte bien, la densité, le 6 décembre, était de 1025 et peu après la malade reprenait son alimentation antérieure. Donkin insiste sur l'arrêt de la maladie par le traitement appliqué de bonne heure, avant que la maladie définitivement établie ait produit des lésions irréparables.

Observation XLVII.

Bouchardat, *Du diabète sucré*. Paris, 1875.

Il s'agit dans cette observation d'un jeune garçon de 14 ans, qui était affecté de glycosurie depuis au moins six mois et qui maigrissait continuellement, malgré un appétit très vif satisfait par un bon régime, mais dont les féculents n'étaient point bannis. Les forces avaient beaucoup décru; l'affaiblissement moral était si grand qu'on avait été forcé d'interrompre toutes les études.

La première fois que je vis ce jeune malade, il avait mangé la veille avec le plus grand appétit. Les féculents étaient intervenus dans tous les repas, mais en proportion qui n'avait point été déterminée. Il avait rendu en vingt-quatre heures 6 litres 25 d'urine très pâle, d'une densité de 1,040 à + 15°, exerçant à l'œil nu une rotation de — 14° dans un tube de 303 millim.; ces urines contenaient 104 gr. 65 de glycose par litre.

Ce jeune malade fut immédiatement couvert de flanelle. Il suivit avec exactitude le régime que j'ai précédemment indiqué : le vin de Bordeaux y entrait pour 1 litre ou 1 litre 25 dans les vingt-quatre heures. Les urines examinées après huit jours ne renfermaient plus de glycose. Les forces, l'embonpoint, reprirent avec tant d'activité qu'au bout de deux mois les parents de ce jeune garçon, le croyant parfaitement guéri, le mirent en pension; mais le régime commun, où le pain figure largement, ne lui fut point favorable; la soif commença à reparaître, l'énergie diminua. Il quitta la pension, on m'apporta les urines : la quantité avait été de 2 lit. 25 dans les vingt-quatre heures, la densité de 1034, la couleur faiblement ambrée ; le pouvoir moléculaire rotatoire était de + 11°,5 dans un tube de 303 millim. Ces urines contenaient 82 grammes de glycose par litre.

Je n'ai pas revu ce jeune garçon depuis; mais je crois fermement que, si l'on a suivi le régime, il doit être bien rétabli.

Observation XLVIII.

Bouchardat (*loc. cit.*).

M. V... avait passé une année dans une école où les jeunes gens sont soumis à de grands travaux intellectuels. La glycosurie s'y déclara et fut méconnue; mais les forces diminuèrent, et l'intelligence n'était plus aussi active. M. V. ne put subir ses examens; il fut obligé de renoncer à son avenir. Je le vis à cette époque. Sa maladie était très intense, son appétit très grand, sa soif excessive, sa bouche d'une sécheresse extrême ; sa langue présentait à un haut degré le caractère qu'on a noté souvent dans la glycosurie : elle était recouverte dans toute son étendue d'un enduit brunâtre, il rendait dans les vingt-quatre heures 7 litres environ d'urine très-peu colorée, d'une odeur de petit-lait; sa densité était de 1036 à + 15°, examinée dans un tube de 306 millim. la déviation fut de + 13°,5. Cette urine contenait 106 grammes de glycose par litre. Pensant que la vie isolée à Paris ne convenait pas à M. V..., je lui prescrivis de retourner chez ses parents, à la campagne. Je lui fis connaître en détail le régime que je recommande, j'insistai sur l'emploi de la flanelle, et j'ordonnai également l'usage du carbonate d'ammoniaque et de la thériaque. Le tout fut religieusement exécuté ; et, après trois mois, la métamorphose était telle, son embonpoint était si bien revenu, qu'à son retour j'en étais moi-même émerveillé.

M. V... suivait fidèlement mon régime; les féculents n'intervenaient dans l'alimentation que pour une très faible part. Il n'y avait pas de glycose dans les urines. Cet état pouvait passer pour une complète guérison : aussi M. V... reprit-il peu à peu ses habitudes premières d'alimentation et de régime. Mais peu à peu les forces diminuèrent, la soif reparut, et avec elle le glycose dans les urines. M. V... retourna dans son pays, où il se rétablit encore complètement. Ennuyé de l'oisiveté, il revint à Paris, reprit ses travaux, s'écarta de son régime. Les accidents ne tardèrent pas à revenir. J'examinai alors les urines : vues dans un tube de 513 mill., elles exercèrent une déviation de + 9° ; elles renfermaient 68 grammes de glycose par litre. M. V... n'hésita pas à retourner dans son pays et à reprendre le régime avec sévérité. Depuis ce temps, je n'ai pas eu de ses nouvelles. Cette observation montre que, dans la jeunesse, on peut espérer un prompt rétablissement, mais elle prouve aussi qu'il faut une surveillance continuelle pour ne pas s'exposer à perdre ce qu'on avait gagné.

Observation XLIX.

West, *Traité des maladies des enfants*, traduction d'Archambault, 1875.

Cet auteur a vu une petite fille âgée de 3 ans 1/2 dont le frère était mort à 2 ans et la sœur à 2 ans 1/2 avec les mêmes symptômes qu'elle, et ces 2 cas n'avaient duré que 6 semaines.

Depuis deux mois l'enfant commençait à décliner, maigrissait rapidement, mais sans éprouver la soif vive propre aux diabétiques. Elle était pâle, mince, un peu blafarde, la langue un peu recouverte. L'urine dont elle rendait 4 pintes (2 litres 1/4 dans les vingt-quatre heures avait une pesanteur spécifique de 1044, réaction très nette par la liqueur de Trommer.

Observation L.

West (*loc. cit.*).

Fille de 10 ans, chez laquelle la diabète s'était montré il y a 18 mois, pendant la convalescence d'une rougeole, 2 litres d'urine pesant 1035. Quelquefois 1050. Un traitement convenable était parvenu à réduire la quantité à 1 litre 1/2, en même temps que la soif vive cessait; l'enfant avait engraissé de quelques livres.

Observation LI.

John Benson, *British Medical Journal*, 1875.

J..., âgé de 4 ans, est apporté le 1er décembre au soir à l'hôpital. Jusqu'à ces derniers jours, sa santé a toujours été bonne; mais depuis trois semaines le père a noté la soif vive et les besoins fréquents d'uriner de l'enfant. Celui-ci n'accusait pas de douleur, mais évitait tout exercice. La peau était extrêmement sèche et dure et la langue recouverte d'un enduit brun sec. Le 3 décembre on remarque un amaigrissement très considérable de l'enfant produit en deux jours. En 24 heures, il urinait 3 quarts (3 litres 36). L'urine était peu colorée, claire, sauf quelques nuages muqueux. Densité 1035. On y trouve une quantité considérable de sucre. Nourriture avec lait, viande, pain bis. Bicarbonate de soude, teinture de jusquiame.

4 décembre. — Densité 1032, même état de l'enfant.

5. — Aggravation notable; l'enfant maigrit avec une rapidité effrayante. Anorexie absolue. L'urine contient 28 grains pour une once (43 gr. 75 par litre).

6. — Mort. Pas de nécropsie.

Observation LII.

Schmidt Rimpler, *Berliner klinische Wochenschrift*, 1876.

Cataracte diabétique double chez une jeune fille de 15 ans.

Il y avait trois ans que les premiers symptômes du diabète s'étaient déclarés peu après une attaque de typhus que la malade avait subi sur les 11 ans. Les deux cristallins furent extraits, ils avaient une forme plate discoïde.

Le professeur Zinck n'y trouva pas trace de sucre.

L'œil droit guérit rapidement, l'autre présenta un peu d'inflammation autour de la plaie. Huit jours après la malade mourait.

Dans les poumons aucune altération caséeuse ou tuberculeuse, l'humeur vitrée de l'œil droit, examiné après la mort, contenait du sucre.

L'urine contenait 2 gr. 6 pour 100 de sucre, 1/2 pour 100 d'albumine.

Observation LIII.

Reimer, *Jahrbuch für kinderheilkunde,* 1876.

A. P..., âgé de 7 ans, entre à l'hôpital le 14 novembre.

Depuis un an, l'enfant se plaint de maux de tête et de diarrhée. Il avait souvent mal au cœur, et, assez souvent, ces envies de vomir étaient suivies de vomissements; l'appétit restait cependant bon.

Les parents avaient remarqué une soif vive qu'il avait peine à satisfaire, et aussi, qu'il urinait très abondamment.

Etat actuel. — Amaigrissement extrême, atrophie musculaire, peau blanche, sèche. Faiblesse extrême ; l'enfant ne peut se tenir levé, et reste au lit, les yeux à demi clos, demandant sans cesse de l'eau. Il se plaint de maux de tête sourds, qu'il éprouve surtout à l'occiput.

Les pupilles sont normalement dilatées. L'acuité visuelle semble diminuée, la muqueuse buccale est sèche; les gencives, d'aspect scorbutique, saignent légèrement.

Température abaissée 35°,6. Pouls 110. Respiration 26, parfois suspirieuse et suspendue par instants.

Sous la clavicule droite, la sonorité est un peu diminuée, partout ailleurs elle est normale, le murmure vésiculaire s'entend partout également. Bruits du cœur faibles, léger souffle au premier temps. Ventre déprimé.

Foie et rate non augmentés de volume. En vingt-quatre heures il urine 6 litres d'urine, couleur jaune clair, à réaction acide, densité 1036, reste claire en la chauffant.

Réaction très nette avec la liqueur de Trommer.

Les jours suivants, pas de changement notable. L'enfant reste, en général, couché, se plaignant de la tête, mange assez bien. Sentiment de froid. Température abaissée 34°,8. Pouls très accéléré. Respiration superficielle. La quantité d'urine varie entre 6 et 8 litres. 2 à 3 selles diarrhéiques, d'odeur fétide.

27 novembre. — Quelques légères convulsions dans les extrémités supérieures, les inférieures restent immobiles. Pouls filiforme, respiration stertoreuse. Perte de connaissance. Pupilles très dilatées, fixes, urine et fait sous lui. Paralysie généralisée. Mort le 28 novembre.

Autopsie le 29, 17 heures après la mort. Amaigsissement extrême, muscles décolorés. Ventre ballonné, de couleur verte.

Cerveau anémié et œdématié. Ventricules latéraux dilatés par l'épanchement. Le quatrième ventricule est également un peu dilaté ; son épendyme est parsemé de quelques ecchymoses grosses comme des têtes d'épingles. Sur le plancher, il y a une petite saillie lisse, qui, par sa couleur verdâtre, tranche sur les parties environnantes, et s'enfonce de deux lignes dans le parenchyme.

Le sommet du poumon droit adhère étroitement aux côtes, et est couvert d'une couenne organisée, épaisse, pleurétique. La languette supérieure du poumon droit est très anémiée et emphysémateuse. Le reste des deux poumons montre une congestion passive, est partout perméable à l'air ; pas de tubercules. Cœur mollasse et rempli de caillots blanchâtres.

Foie de grosseur normale ; surface de couleur violet pâle ; muscade à la coupe, laisse sur le couteau un aspect de graisse. Rate longue de 6 centimètres 1/2, large de 5, épaisse de 3, couleur bleu violet, très consistante. A la coupe, couleur brun rouge sombre, teinte de sagou.

Rein droit long de 8 centimètres, large de 4, épais de 3. Rein gauche long de 6 1/2, large de 3 1/2, épais de 2. La capsule se décortique difficilement, la surface est d'un gris bleu, la consistance pâteuse. Les limites entre la substance corticale et les pyramides sont effacées. Les calices des reins injectés, l'uretère un peu dilaté, la vessie remplie d'une urine jaunâtre, un peu trouble.

Dans le gros intestin, la muqueuse est tuméfiée, rougie, quelques-uns des follicules sont érodés.

Le milieu d'une coupe faite en travers du plancher du quatrième ventricule, montre la longueur de la tumeur dans son étendue. Elle est d'une forme irrégulière, la partie qui est à sa droite forme une saillie. La longueur est de 6 millimètres; la largeur de 4 millimètres, l'épaisseur de 3 millimètres.

Au centre de cette tumeur colorée en jaune tendre, et lisse à la surface, est un noyau hémorrhagique gros comme un grain de moutarde. La base de la tumeur se distingue des parties voisines par un bord légèrement rougeâtre. De fines coupes montrent un léger réticulum dans lequel sont groupés en ordre plus ou moins serré, rappelant les corpuscules muqueux, des celluls rondes légèrement irrégulières. A la base, les cellules paraissent étroitement accolées et ont l'aspect de cellules fusiformes avec de longs prolongements.

On ne voit pas d'éléments nerveux dans la tumeur, elle est traversée par des vaisseaux dilatés qui se sont rompus au centre.

L'épendyme voisin montre aussi çà et là des cellules étoilées semblables; on ne remarque pas de cellules rondes. En somme, il s'agit d'un gliôme à grosses cellules. Des coupes plus fines de reins durcis dans le liquide de Müller ont montré le gonflement vitreux des glomérules augmentés de volume, et les canalicules urinifères voisins remplis de cylindres homogènes, légèrement jaunâtres. L'épithélium des canalicules urinifères est çà et là trouble, tuméfié, mais pas autrement altéré. Le tissu interstitiel est dans un état de végétations granuleuses. La réaction iodique montre qu'il y a une dégénérescence amyloïde.

Observation LIV.

Büsch. *Ugeskrift for Læger*, 25 mars 1876.

Un enfant de 15 mois, déjà sevré, bien portant, tomba malade avec les symptômes suivants : agitation, soif, appétit vorace, amaigrissement; trois semaines plus tard, l'explication de ces symptômes fut donnée par l'examen des urines. Sucre, 5 pour 100, densité 1028. Bientôt, l'enfant tomba dans le coma, deux jours après il était mort. Pas d'autopsie.

Observation LV.

Cantani, *Le diabète sucré*, 1876, traduction de Charvet.

M..., âgée de 13 ans, entre à l'hôpital le 12 avril 1874, se disant malade depuis six mois, mais l'étant probablement depuis beaucoup plus longtemps. En tout cas, depuis six mois, la faim s'était beaucoup accrue ; grande soif avec polyurie ; elle avait beaucoup maigri. Dans le cours de la maladie, les forces ont sensiblement diminué ; depuis quelque temps, faiblesse de la vue. Il n'y a eu encore aucune menstruation. Aucune cause de diabète ne peut être invoquée en ce cas. A son entrée on note : un amaigrissement extrême, les tissus étaient tellement desséchés, qu'elle avait le visage d'une vieille, toute la surface de la peau était couverte de squames épidermiques très fines à moitié détachées. Rien d'anormal dans les organes internes, sauf une expiration prolongée limitée à la fosse sus-épineuse droite et un léger accroissement de la rate.

Elle pesait, le 13 avril, 26 kil. 500, pendant tout son séjour, la température se maintient à 36 degrés, rarement à 37. Les pulsations étaient à 72, les respirations entre 16 et 24. Pendant les premiers jours, avant d'être mise en traitement, elle buvait énormément, jusqu'à 12 et 14 litres d'eau, donnant jusqu'à 13 litres d'urine, avec une quantité de sucre variant entre 70 et 90 grammes par litre. Le 20 avril, elle pesait 25 kil. 500, fut mise à la diète carnée exclusivement (4 portions de bouilli, 4 rôtis et bouillons, à déjeuner ; et à dîner, 3 bouillis, 1 rôti, 1 bouillon à souper). Ce jour-là elle but 4 litres 1/2 et émit 5 litres d'urine. Densité 1029 ; sucre 65 grammes par litre.

27 avril. — 1 litre d'urine, densité 1024, 25 grammes de sucre.

30. — 780 centilitres d'urine, densité 1017, 5 grammes de sucre.

1er mai. — Pas de sucre, le lendemain, il remonte à 25 grammes, après que la malade eut mangé un morceau de pain. Le même jour, l'enfant fut remise à un jeûne rigoureux, le sucre disparut de nouveau, pour reparaître par intermittences jusqu'au 25 mai, de ce jour jusqu'à sa sortie, le 30 juin, le sucre disparut.

Le poids de la malade était tombé, le 13 mai, à 24 kil. 200.

Le 9 juin, il remontait à 25 kil. 600.

Le 28 juin, à 26 kil. 900.

Le 30, la malade sortait très améliorée en force et en aspect.

OBSERVATION DE MAZZOTTA (TABLEAU RÉSUMÉ).

Date.	Régime des 24 heures	Quantité en litres.	Poids spéciaux.	Sucre.
13 avril.	Ration entière.	4450	1029	318
14 —	— 1 pain de plus . . .	6500	1030	307
15 —	— — . . .	7450	1029	670
16 —	— — . . .	9300	1031	744
17 —	— — . . .	11000	1025	790
18 —	— — . . .	11000	1025	790
19 —	Double ration entière. . . .	13000	1025	910
20 —	—	12350	1027	988
21 —	Viande 1100 + 2 bouillons.	5100	1029	331
22 —	— 1430 + 2 — .	3150	1024	110
23 —	— 1430 + 3 — .	2400	1022	72
24 —	—	2200	1023	66
25 —	— 1170	1750	1022	52
26 —	—	1670	1023	31
27 —	— 880 + 3 bouillons.	1160	1023	28
28 —	— 880 + 3 — .	680	1025	16
29 —	— 880 + 3 — .	1000	1019	20
30 —	— 310 + 3 — .	780	1017	3
1er mai.	— 690 + 3 — .	740	1012	0
2 —	A mangé du pain en cachette.	950	1017	22
3 —	Viande + 3 bouillons. .	1000	1015	3
4 —	— + 3 — . .	570	1019	disparu.
5 —	A mangé du pain	500	1020	12
6 —	Diète absolue.	500	1018	disparu.
7 —	Viande 810 + 3 bouillons. .	980	1020	5
10 —	— 810 + 3 — . .	950	1017	11
15 —	— 810 + 3 — . .	1200	1018	4
20 —	— 810 + 3 — . .	1100	1020	5
25	— 810 + 3 — . .	950	1017	disparu.
1er juin.	. . . .	530	1020	—
10 —	. . . .	1020	1020	—
20 —	. . . .	1100	1018	
30 —	. . . .	1000	1019	—

OBSERVATION LVI.

Redon, *Thèse de Paris*, 1877.

Diabète sucré chez une fille de 11 ans. — Fièvre vespérale très prolongée. — Régime carné. — Grande amélioration. — Hémoptysies. — Pas de signes certains de tuberculose. — État satisfaisant continu.

H..., jeune fille de 11 ans, s'était très bien portée jusqu'à l'âge de 9 ans 1/2. Sa mère et son grand'père maternel sont atteints de psoriasis, mais du reste d'une bonne santé, ainsi que le père et un frère très fort et très vigoureux. Vers l'âge de 10 ans, l'enfant commença à s'affaiblir et à maigrir, état qui s'aggrava, quoique lentement, pendant un an et demi ; elle toussait un peu ; pendant tout ce temps, elle avait de la fièvre le soir, symptôme dont on chercha en vain l'explication. Quelques-uns des médecins étaient disposés à l'attribuer à des influences paludéennes plus ou moins probables qui pourraient régner dans le pays. Cette localité cependant est très saine, mais on y trouve quelques mares et étangs. On chercha à se renseigner par les urines. Elles furent analysées par un pharmacien, qui déclara qu'elles ne contenaient pas de sucre, sans qu'on puisse affirmer qu'il en fût ainsi. La poitrine fut examinée pendant ce temps avec le plus grand soin, afin de se rendre compte s'il n'existait rien de ce côté qui pût expliquer l'état de la malade.

L'examen, fait à Paris par l'un des praticiens les plus justement célèbres de la capitale, resta négatif.

Néanmoins, d'après les conseils de ce médecin, la malade fut envoyée aux eaux d'Enghien.

A peine le traitement était-il commencé, qu'il survint une hémoptysie modérément abondante, mais prolongée. Un médecin des hôpitaux de Paris fut mandé rapidement au mois de juillet 1876, et constata ce qui suit : l'enfant était pâle, amaigrie, avait un très léger œdème de la face et un peu de gonflement du ventre. La rate et surtout le foie étaient très hypertrophiés. L'appétit, non seulement était conservé, mais encore fort augmenté, car la jeune fille mangeait au moins autant qu'un adulte en bonne santé. Constipation habituelle ; le pouls était à 120 ; l'auscultation montra qu'en différents points de la poitrine la respiration était obscure et la sonorité diminuée.

Le peu de développement des signes physiques d'une part, et, d'autre part, l'état de souffrance de l'organisme constaté plus haut, engagèrent le médecin à faire l'examen chimique des urines. Il y trouva une quantité énorme de sucre avec une densité de 1070 ; l'urine ne fut jamais mesurée exactement, mais évaluée à 1 litre 1/2 environ. On se trouvait en présence d'un diabète sucré. Du reste, la soif n'était pas très exagérée, la polyurie assez peu prononcée pour ne pas avoir été remarquée. Sommeil nocturne satisfaisant, pas de mictions la nuit.

Le traitement mis en œuvre fut le régime carné avec addition d'acide lactique, comme le conseille Cantani. On y ajouta des amandes vertes, puis plus tard des amandes sèches. Sous l'influence de ce régime, conduit avec intelligence, la santé parut se rétablir rapidement; les forces revinrent peu à peu, et en deux mois, le poids de la malade avait augmenté de 4 kilogrammes; le sucre avait considérablement diminué; densité de l'urine, 1020. Ce traitement continuait à entretenir un état de santé très satisfaisant, lorsque, au bout de cinq mois, c'est-à-dire dans le courant de décembre, réapparurent des hémoptysies violentes qui furent difficiles à arrêter. On en chercha l'explication dans ce fait que la jeune fille, ayant l'âge de la menstruation, n'avait pas encore vu apparaître ses règles; l'auscultation, pratiquée à cette époque-là, fut aussi muette que la première fois.

Les derniers renseignements qui nous parviennent de cette malade datent du 18 au 20 février 1877. Elle n'est pas très amaigrie, n'a pas une très grande faiblesse, n'a pas changé de caractère, ne paraît point triste, n'a pas perdu de sa gentillesse; l'auscultation ne permet pas d'affirmer l'existence de la phthisie. Quand elle fait usage de féculents, le sucre réapparaît dans les urines, la densité augmente.

Dans de telles conditions, le médecin suspend son pronostic; mais il prétend que la malade a des chances de guérison, et il croit qu'elle eût certainement guéri si le traitement avait été institué de bonne heure.

Observation LVII.

Archambault (cité par Redon). *Thèse de Paris*, 1877.

Diabète sucré chez une jeune fille de 12 ans. — Observation incomplète, ne contenant que la fin de la maladie. — Mort par pneumonie (hépatisation grise).

B. F..., âgée de 12 ans, se trouvait, pendant l'été de 1875, dans le service de M. Bergeron. Elle en sortit améliorée, puis, quelques jours après, entra dans le service de M. le docteur Triboulet (dans les premiers jours d'août). Pendant son séjour, on constata que son urine contenait une « énorme quantité » de sucre, qu'elle était très amaigrie et sans forces. Néanmoins améliorée, elle sortit dans le courant d'août. Elle rentre dans le service de M. Archambault, le 29 septembre, et son histoire nous échappe depuis ce jour jusqu'au 4 février 1876.

4 février 1876. — Température 38 degrés, pouls 132. Prise d'un point de côté dans le milieu de la nuit, elle a eu la diarrhée et s'est levée plusieurs fois pour aller à la garde-robe. Le point de côté siège à gauche, au niveau des fausses côtes. La respiration est très accélérée et pénible. Rien du côté droit.

Du côté gauche, en arrière, râles sonores et sous-crépitants gros. En avant et sous la clavicule, respiration bien plus forte qu'à droite, sonorité conservée. L'amaigrissement n'est pas jusqu'à ce jour très prononcé.

11 février (3 heures du soir). — Pouls 152 ; respiration 36 ; température 39°,2.

12. — Pouls 156 ; respiration 36 ; température 39°,2.

L'auscultation fournit des résultats peu précis. Bronchite généralisée ; probablement broncho-pneumonie et même pneumonie de la partie moyenne du poumon gauche. Gêne respiratoire considérable.

L'urine, traitée par la liqueur de Barreswill, donne un abondant précipité. Sécheresse de la bouche, état adynamique.

La respiration se fait comme s'il y avait un obstacle laryngé. Les muscles du cou se tendent et les parties molles se dépriment à chaque inspiration. Il n'y a cependant pas d'altération de la voix. La langue est sèche, la face altérée, la faiblesse excessive ; elle peut à peine parler, cependant elle s'assied sans aide sur son lit. État d'assoupissement habituel.

(On diagnostique une gangrène pulmonaire ? sans odeur.)

Soir. Yeux à demi-fermés. Râle trachéal. Ne donne pas de signe de connaissance lorsqu'on approche de son lit. Ne répond plus. Température 38°,5 ; pouls 144 ; respiration 36. Mort quelques instants après.

Nécropsie. — Faite le 14, trente-six heures environ après la mort.

En enlevant les organes thoraciques, on trouve de la pleurésie sèche ancienne avec adhérence presque totale du poumon droit. A gauche, pleurésie avec épanchement un peu louche, peu abondant. Les deux plèvres interlobaires sont agglutinées par une fausse membrane.

Les deux poumons sont congestionnés, ne crépitent presque plus ; à droite, on note un peu d'emphysème au sommet, avec de la congestion généralisée. A gauche, congestion. En outre, le lobe inférieur est pesant, dur, et à la coupe, on voit une pneumonie généralisée de ce lobe, arrivée presque partout à l'hépatisation grise. Sur le bord postérieur du lobe supérieur gauche, excavation pouvant contenir une grosse noix et renfermant une sorte de tourbillon caséeux. Le tissu pulmonaire présente quelques petits noyaux indurés autour de l'excavation, qui ne communique pas avec les bronches; pas d'odeur.

Rien au cœur, sinon quelques plaques athéromateuses à l'origine de l'aorte.

Reins volumineux, le droit surtout. Pas d'altération évidente.

Foie rouge foncé très volumineux.

Rien sur le plancher du quatrième ventricule.

Observation LVIII.

Legroux (cité par Redon), *Thèse de Paris*, 1877.

Diabète sucré chez un enfant de 4 ans et demi. — Hérédité. — Impuissance de la thérapeutique. — Mort rapide par pneumonie insidieuse.

X..., enfant de taille moyenne pour son âge, bien développé, intelligent et vif.

Antécédents. — Père aliéné, pseudo-paralysie générale, traitée depuis trois ans dans une maison de santé. Une sœur, âgée de 13 ans, dont l'intelligence est arriérée. Un frère est mort, à l'âge de 3 ans, de broncho-pneumonie. La mère est soupçonnée de tuberculose : elle tousse, est souvent enrhumée, a eu des hémoptysies ; quelques craquements constatés au sommet des poumons ont disparu à la suite d'un séjour dans le Midi. Cette femme, hystérique et très intelligente, a éprouvé de nombreuses misères morales. Le grand-père, du côté maternel, a succombé, à l'âge de 67 ans, à la suite d'un phlegmon gangréneux, complication d'un diabète sucré dont il était atteint depuis plus de 15 ans.

Début. — Dans le courant de juin 1876, Mme X... s'inquiéta de la santé de son petit garçon qui, quoique d'aspect très florissant, joufflu et rose, avait des nuits agitées, interrompues par de fréquents besoins d'uriner, avec une soif assez vive. De plus, l'enfant manifestait des lassitudes fréquentes pendant la journée, quittait ses jeux pour venir se reposer auprès de sa mère. Son urine était blanchâtre, louche, d'odeur aigrelette, rendue à la quantité de 1 litre à 1 litre 1/2 par jour. Le professeur Lasègue, consulté, fit faire en juin l'analyse des urines et l'on trouva 45 grammes de sucre par litre.

Marche de la maladie. — Dès le mois de juillet, M. le docteur Legroux, qui donna ses soins, depuis cette époque, au jeune malade, fit des analyses hebdomadaires afin de se renseigner sur l'influence du régime relativement à la quantité de sucre produit. Au début, régime de Bouchardat, appliqué avec une intelligence et une rigueur rares par la mère. En peu de temps, la quantité de sucre tomba de 45 grammes à 11 grammes 67 par litre.

5 juillet. — L'analyse donne le résultat suivant :

Quantité totale des urines des 24 heures.	750 cc.
Densité	1,025
Total du sucre de la journée	3,75
Urée	8,75

Le régime est continué, la soif cède un peu : la quantité d'urine va en diminuant. Sueurs assez abondantes.

13. — Urine, 1000 centilitres ; densité, 1021 ; sucre, 12 ; urée, 10.

L'oscillation de ces quantités de sucre et d'urée ne peut être expliquée.

On continue le régime et on y ajoute des bains de Baréges, l'exercice, du vin, des toniques, le grand air, l'habitation à la campagne.

24. — Urine couleur chablis trouble, dépôt blanchâtre, 600 centilitres ; densité, 1029 ; sucre des 24 heures, 1,50 ; urée, 23,46 ; acide urique, créatine, 1,20 ; sueurs abondantes.

1er août. — Urine, 500 centilitres ; densité, 1031 ; sucre des 24 heures, 12 ; matières azotées des 24 heures, 13,25.

D'août en septembre, les chiffres oscillent avec une moyenne de 12 grammes de sucre et 12 à 13 grammes d'urée par vingt-quatre heures.

Malgré le régime du professeur Bouchardat très sévèrement surveillé, le sucre ne disparaissant pas, M. Legroux prescrit la diète carnée suivant la méthode de Cantani : ce régime est difficilement toléré ; le sucre ne diminue point, et les analyses indiquent une densité de 1029 à 1030 avec des quantités de sucre de 14, 15, 16, 18 grammes, l'urée restant à 10 et 12 grammes.

Octobre. — Une analyse faite dans les premiers jours d'octobre donne : sucre, 16 grammes ; urée, 8 grammes. Le régime carné exclusif est continué.

25. — On constate, depuis quelques jours, de la constipation, de l'inappétence. des douleurs d'estomac, une irritabilité inaccoutumée. Les nuits sont agitées. Devant ces accidents, on se décide à revenir à un régime mixte de viandes et de substances herbacées. Pendant le régime carné, l'enfant était excitable, entrait facilement en colère ; il avait, pour ainsi dire, le caractère animalisé.

29. — Densité 1029, sucre 18, urée 10.

6 novembre. — Huit jours après, sans changement de régime, sans cause appréciable, on a : urine, 1000 centilitres ; densité, 1028 ; sucre, 8,50 ; urée, 16.

M. Legroux remarque que la quantité d'urine augmente à mesure que le froid se fait sentir. L'enfant, du reste, est rose et frais ; néanmoins, sa nutrition languit ; car des pesées, faites régulièrement tous les huit jours, constatent, presque constamment, 100 grammes de moins que la pesée précédente. La taille se développe laborieusement, car dans ces quatre mois elle s'accroît à peine. Le jeune malade se fatigue facilement, interrompt fréquemment ses jeux pour se reposer. Il n'a pas d'appétit et refuse souvent les aliments les plus goûtés autrefois.

Au traitement général on ajoute de l'acide lactique, du phosphate de chaux pour développer le squelette et de l'extrait de valériane à la dose de 2 à 4 grammes pour calmer l'état nerveux et combattre la dénutrition par azoturie. A cette date (6 novembre), la soif est insignifiante et les sueurs nulles. Dans l'été, elles étaient très abondantes. L'alimentation restreinte semble nuire au développement de l'enfant, et l'on revient à un régime non exclusif, dans lequel on fait entrer une très petite quantité de féculents, des fruits et même de légères pâtisseries. Ce régime commence le 8 novembre. Depuis un mois, en outre, on fait des affusions d'eau froide.

30. — En novembre l'état s'est maintenu comme précédemment avec du sucre à la dose de 15 à 16 grammes par litre, de l'urée en quantité moyenne. L'enfant est fatigué, il maigrit.

15 décembre. — Il survient de la laryngite avec toux striduleuse et quelques accès de suffocation nocturnes. Cependant la guérison s'obtient par des moyens simples (vomitif, tisanes). L'enfant peut sortir de nouveau, il reprend un peu ses jeux.

29. — Nouvelle laryngo-bronchite avec fièvre, tristesse, faiblesse. Traitement simple, à la chambre.

14 janvier 1877. — Alors que les jours précédents avaient été assez bons, l'enfant est agité, il a de la fièvre, dort mal, est pris de soif vive, il sursaute à chaque instant, le sommeil est interrompu par des cauchemars; fièvre, pouls serré, rapide, réponses lentes et difficiles à obtenir, respiration fréquente. L'auscultation ne fournit aucun signe de la pneumonie que M. Legroux soupçonnait.

Dans la nuit du 14, les accidents se caractérisent mieux; dyspnée croissante, expiration plaintive avec effort, subdelirium, pouls vif, peau froide. La pneumonie cherchée n'apparaît pas encore.

15. — Le lendemain matin 15, MM. les docteurs H. Roger et Legroux constatent pour la première fois des râles crépitants à la base du poumon droit dans la ligne axillaire. Dyspnée intense, état de demi-coma, adynamie profonde, prostration dont l'enfant ne sort que pour demander à boire, et suce des oranges, cyanose, presque pas de toux, pas de crachats, les vésicatoires sont écartés du traitement à cause de l'état diabétique. Le soir refroidissement des extrémités, le délire continue, perte de connaissance, orthopnée, insensibilité complète.

Mort le lendemain 16, à 7 heures du matin. Pas d'autopsie.

Observation LIX.

Ollivier (cité par Redon).

Diabète sucré chez un enfant de 12 ans. — Abus de fruits confits. Guérison.

M. le docteur Ollivier fut un jour appelé pour donner ses soins à un enfant de 12 ans, qui présentait au premier abord les symptômes d'un embarras gastrique. Mais, en interrogeant les parents sur la cause de cette maladie, il apprit qu'à l'occasion du premier de l'an, cet enfant avait mangé beaucoup de fruits confits. Cette notion l'amena à faire l'analyse des urines, et il trouva qu'elles contenaient une notable proportion de sucre, environ 15 grammes pour 24 heures. Le médecin ne se rappelle pas si les autres symptômes du diabète ont existé.

L'enfant fut immédiatement soumis à un régime assez sévère, avec suppression des sucreries et des féculents. On lui donna, en outre, quelques purgatifs. Au bout d'environ dix jours, sous l'influence de ce traitement, le sucre disparut complètement. L'urine, examinée à plusieurs reprises depuis cette époque, n'a plus donné trace de sucre.

L'enfant continue à se bien porter.

Observation LX.

Barlow (*Thèse* de Redon, Paris, 1877).

Diabète sucré chez un garçon de 8 ans. — Traitement tardif. — Mort.

W. K..., quoique ayant eu la rougeole, la scarlatine, la coqueluche, avait une bonne santé. Les parents se portent bien, pas d'antécédents de phthisie. Six enfants de cette famille sont morts, savoir : cinq de la coqueluche et un d'hydrocéphalie. En outre, trois étaient mort-nés, cinq autres sont vivants et parmi eux notre malade ; en tout quatorze enfants.

Il y a 4 ou 5 mois, il commença à maigrir, à devenir altéré et à tousser. Il buvait souvent une pinte tout d'un trait, se levait souvent la nuit pour boire, urinait aussi fréquemment la nuit et le jour. Constipation. Appétit bon, mais refuse la viande.

État présent. — Il a l'aspect d'un tuberculeux, il est maigre, pèse 32 livres et demie anglaises, quoiqu'il ait 7 ans et 9 mois. La peau de sa face est douce, mais celle du corps et des membres est sèche, rude, couverte d'une fine desquamation furfuracée. Il est somnolent, se couche sur le côté gauche, les yeux fermés, la bouche entrouverte, ses lèvres sont sèches. Langue brun pâle, sèche, humide sur les bords. Dents cariées. Pouls à 92, faible. L'haleine a une odeur d'éther chlorique, perceptible à 2 pieds de distance, toux légère, soif marquée. Pas de vomissements, selles pâles et dures. Abdomen légèrement distendu, foie non augmenté de volume ; le bord inférieur ne peut être atteint par la palpation. La rate n'est pas grosse.

Résonnance du thorax altérée partout, râles des deux côtés en arrière. Frottements et craquements à gauche, au-dessous de la région axillaire.

Urine des 24 heures, 7 pintes, pâle, transparente, avec une faible odeur doucereuse. D. 1035. Sucre très abondant. Bouillie avec de la liqueur potassique, précipité. Pas d'albumine.

Régime des dernières 24 heures : 3 pintes de lait, 2 d'eau, 1 de porter. Viande 4 onces, pain 6 onces. Huile de foie de morue, vin ferrugineux, 1 once par jour.

2 avril. — La somnolence continue. Urine 3 pintes 1/2. D. 1040. Langue plus sèche. Pouls 100, faible. R. 24, profonde, toux plus intense. Nez sec, rouge. Selles très dures, sèches, petites. Régime : 3 pintes 1/4 de lait, 1 d'eau ; 1 œuf, 3 onces de pain, 3 onces de viande, un biscuit de son.

10. — Respiration rapide. Urine 3 pintes 1/2. D. 1035. Diète carnée exclusive, avec du cresson. Aphthes dans la bouche avec du muguet.

13. — Urine 30 onces seulement. D. 1042. Un demi-biscuit seulement est pris. Eau 2 pintes. Vin de Xérès 5 onces 1/2.

14. — Urine comme hier.

16. — Urine 30 onces. D. 1045. Langue humide excepté au centre, on accorde du pain. L'enfant a perdu 5 livres 3/4 en 10 jours.

17. Urine 50 onces. D. 1038. On donna librement du pain ; le biscuit est refusé.

18. — Urine 4 pintes 1/2. D. 1038. Le poumon droit est moins sonore que le gauche ; respiration bronchique au sommet droit. Peau plus chaude qu'auparavant.

19. — Pouls 140. R. 24. Langue humide. Urine 4 pintes 1/2. D. 1037.

L'enfant est emmené par sa mère ; mort au bout de 4 semaines.

Observation LXI.

Barlow (*loc. cit.*).

Diabète sucré chez une jeune fille de 10 ans. — Parents goutteux. Pas de traitement. — Mort.

Cette jeune fille entre le 13 mars 1869. Parents en bonne santé, grand'mère paternelle goutteuse, cinq autres enfants sont vivants. Ils ont souffert de convulsions jusqu'à l'âge de 4 ou 5 ans, après quoi elles cessèrent. Trois autres moururent de convulsions occasionnées, chez l'un par une inflammation des poumons, chez les deux autres par la coqueluche. Notre malade a eu des convulsions jusqu'à l'âge de 3 ans ; après cela, bonne santé jusqu'à 7 ans, où elle eut une forte attaque de bronchite, qui revint l'hiver suivant. L'hiver dernier, elle n'a pas eu l'attaque accoutumée, mais a commencé à maigrir (il y a 4 mois), à avoir une grande soif, une faim exagérée et à uriner beaucoup.

État actuel. — Figure pâle, pupilles dilatées. Langue rouge et sèche. Peau chaude et sèche. Poids 39 livres anglaises. Soif grande, appétit vorace. Urine 5 pintes en vingt-quatre heures. D. 1035. Quantité considérable de sucre.

Légère matité au sommet gauche. Râles sibilants dans toute la poitrine. Les battements du cœur normaux.

Traitement. — Huile de ricin, 2 onces. Huile de foie de morue, 2 onces. Viande et beurre avec les biscuits de Pavy, 2 œufs, cresson.

15 mars. — Une visite d'amis lui cause quelque excitation, elle vomit pour la première fois.

17. — On fait une petite friction à la base du poumon droit. L'enfant est insouciante, déprimée ; ses yeux à demi fermés, elle

parle très bas. Vomissement, constipation; pouls 150. On donne 2 onces d'huile de ricin.

A 4 heures du soir, le pouls est encore à 150, la peau froide, l'intestin relâché, R. 42, prostration. On prescrit 2 onces d'eau-de-vie avec de l'éther sulfurique.

18. — P. 140, faible. Le vomissement continue; la matière est noire semblable à du marc de café. La constipation recommence; la peau n'est pas tout à fait aussi froide qu'hier; l'enfant est abattue, mais demande sa mère.

On donne 4 onces d'huile de ricin qui agit bien. Elle urine au lit et la veilleuse estime qu'elle n'a pas rendu plus de 7 onces en vingt-quatre heures. Il y a maintenant un peu de crépitation au côté droit dans l'espace d'un pouce carré. Le même état se continue jusqu'à trois heures et demie, quand sa mère insista pour l'emmener. Elle mourut le lendemain à cinq heures du soir.

Observation LXII.

Conolly, *Medical Times and Gazette*, juillet 1877.

J. H. P..., enfant de 1 an et 9 mois, a depuis sa naissance joui d'une bonne santé, jusqu'au début de la maladie actuelle. A 7 mois il eut sa première dent, à 11 il fut sevré, sans difficulté.

Il y a 3 mois, l'enfant avait alors 18 mois, la mère nota plusieurs modifications dans sa santé, soif vive, mictions fréquentes, amaigrissement, diminution des forces, caractère irritable, capricieux. En même temps plusieurs dents commencèrent à sortir; c'est à la dentition que la mère attribua ces malaises, et par suite elle différa de montrer l'enfant à un médecin.

Cependant, comme pendant 3 mois les symptômes ne firent que s'aggraver, elle se décida enfin à consulter, le 30 décembre.

Le père et la mère sont en bonne santé, une petite sœur est bien portante. Un cousin de la mère est diabétique, et le père de ce cousin était diabétique.

L'enfant a un aspect qui rappelle le facies abdominal, il est pâle, très amaigri, à chaque instant il crie : une goutte d'eau. Il boit de 5 à 7 pintes par jour (2 litres 80 à 3 litres 90), et boirait beaucoup plus si on ne le surveillait; les mictions sont très fréquentes, qu'il soit debout ou couché, de sorte qu'on n'a pu mesurer la quantité des urines; la peau n'est pas entièrement sèche. Appétit peu altéré, n'a jamais eu de faim vorace. Grande faiblesse musculaire. Les organes génitaux sont normaux. Les fesses toujours mouillées sont rougies, couvertes d'une éruption lichénoïde. Bouche froide, langue propre, humide, gencives saines, selles régulières, quelquefois un peu dures. Insomnie à cause de la soif vive, accuse des douleurs dans les membres.

Les organes thoraciques et abdominaux paraissent sains, température normale.

Urine pâle, couleur vert pomme, ni sédiments, ni albumine, densité 1032. Réaction caractéristique de l'oxydule de cuivre.

Traitement par le bicarbonate de soude et fer.

8 janvier. — Poudre, hydrargyre avec craie et rhubarbe.

21. — Faiblesse sensiblement augmentée, soif et mictions non modifiées. Huile de foie de morue 2 à 3 cuillerées par jour. Bromure de potassium 5 grammes, boit 5 pintes en vingt-quatre heures, soit 2 litres 800. Densité 1034.

25. — Soif et mictions diminuées, dort mieux, l'amaigrissement va croissant.

27. — L'enfant a été assoupi toute la nuit, il refuse de manger, boit moins. Peau chaude sèche, pouls à 120, faible. 102,3 F (40°), langue chargée, bouche sèche, respiration précipitée. Poumons sains, constipation depuis trois jours, urine densité 1036. Léger nuage d'albumine.

28. — Selles régulières, 90 pulsations, 97 F. (36°,1), l'enfant est trop faible pour s'asseoir, urine 1032, traces d'albumine.

30. — Faiblesse accrue, soif moins vive, refuse de manger. Le soir, la respiration devient précipitée, le malade est pâle, épuisé, ne peut supporter le moindre mouvement, 120 pulsations, pouls faible, intermittent. Extrémités froides, un peu œdématiées. Urine 1034, albuminurie plus accusée.

31 au matin. — État comateux, corps pâle, extrémités froides, l'œdème remonte aux genoux. Pupilles contractées, l'urine coule en petite quantité.

Autopsie. — Cerveau et méninges congestionnés. Organes thoraciques et abdominaux sains. La vessie contient 3 onces d'urine, densité 1034.

Observation LXIII.

R. Deutschmann, *Græfe's Archiv. für Ophthalmologie*, 1877.

Une fille de 11 ans était atteinte du diabète depuis neuf mois; au début on s'était borné à l'examen qualitatif de l'urine pour reconnaître l'existence du sucre; quatorze jours avant sa mort, elle entre à l'hôpital des enfants de Göttingen; on examina tout les jours la quantité des urines. L'enfant était dans un état de marasme extrême; son poids ne dépassait pas 50 livres.

La quantité de sucre dans les urines fut toujours au-dessus de 8 pour 100, deux fois seulement elle tomba à 7,143 pour 100. Pas de cataracte. L'examen fait sur l'œil enlevé sur le corps aussitôt après la mort donna: réaction de l'humeur aqueuse fortement alcaline, quantité du sucre dans l'humeur aqueuse, 0,5 pour 100, vitrée, 0,366 pour 100.

Observation LXIV.

Dumontpallier, *Gazette médicale*, 28 avril 1877 (*Société de biologie*).

Cet auteur a soigné une petite fille de 4 ans. Elle était souffrante depuis 5 mois; il a constaté de l'affaiblissement, de la maigreur, mais il n'existait aucune lésion organique, en rapport avec l'état général.

Les poumons, le foie, la rate, l'intestin ne présentaient aucun symptôme qui pût rendre compte de l'amaigrissement, de la fièvre irrégulière et de la tristesse de l'enfant.

L'appétit était conservé, la soif était assez vive et les besoins d'uriner fréquents. L'analyse des urines démontra l'existence d'une grande quantité de glycose dans l'urine sans augmentation notable de l'urée. Le grand-père, le père, et l'oncle de l'enfant étaient goutteux. L'enfant mourut un an environ après le début des symptômes, enlevée par une asphyxie progressive, symptomatique d'une congestion pulmonaire.

Observation LXV.

Balthazar Foster, *British Med. Journal*, janvier 1878.

Diabetic coma. — Acetonœmia.

Le médecin est appelé à voir un enfant reçu deux jours auparavant pour le diabète, il le trouve au lit, agité, la face anxieuse, la peau brune, avec une dyspnée remarquable. Chaque inspiration est profonde, ample, remplit la poitrine. De larges quantités d'air entrent et sortent du thorax, trente-deux fois à la minute. Partout le thorax résonne et la respiration s'entend clairement. Pas d'odeur autre que celle qui est habituelle aux diabétiques. Pouls petit, faible, 136 p. Langue humide avec enduit blanchâtre, température axillaire 97 F. (36°,1). L'enfant réveillé répondait correctement. Les symptômes avaient commencé le soir par une défaillance (?) qui s'était reproduite le matin et était accompagnée d'une vive douleur à l'épigastre, avec respiration rapide. L'abdomen était distendu. Peu après l'enfant baissa, la peau se refroidit, la respiration resta ample douze heures, puis devint brève, le pouls plus faible, plus petit, l'agitation fit place au coma, la figure se cyanosa, et vingt-quatre heures après l'enfant était mort. L'urine s'écoule en abondance pendant les vingt-quatre dernières heures.

Cet enfant était diabétique depuis plus de douze mois, le jour de son entrée il avait fait 10 milles (18 kilomètres) à pied.

Il donnait 100 à 120 onces d'urine par jour (3200 à 4000 grammes) avant son entrée.

Densité, 1035 à 1038 ; 2700 à 3000 grains de sucre (130 à 150 grammes).

Le jour de l'entrée l'urine tomba à 84 onces (2 lit. 600). Densité, 1026.

Autopsie. — Vingt-six heures après la mort. Cerveau et méninges pâles, anémiés. Au microscope on ne voit comme altération que l'hypertrophie de la tunique musculaire des artérioles de la pie-mère. Poumons et cœur sains. Rate petite, molle, foie pâle normal au microscope, pesait 3 livres 3 onces, une décoction y montre du sucre en petite quantité. Reins sains. Estomac un peu congestionné. Sang pâle comme de la crème, fluide, non coagulé. A l'air il prit une couleur plus brillante nuance magenta. Au microscope nombreuses molécules d'aspect graisseux, ne se dissolvant pas dans l'éther. Peu de sucre dans le sang.

Observation LXVI.

Hagenbach, *Jahrbuch fur kinderheilkunde zur Bazel*, 1878.

L'auteur a observé, dans l'hôpital des enfants à Bâle, un enfant de 10 mois, qui depuis 2 mois donnait une quantité considérable d'urine et souffrait beaucoup de la soif. Réaction typique du sucre, densité de l'urine 1036.

Traitement par l'acide salicylique, 5 grammes par jour ; on voit diminuer notablement la quantité des urines. Mort 11 mois après le début, par gangrène pulmonaire.

Autopsie. — Gangrène multiple des poumons. Tuberculose de la plèvre droite. Œdème de la pie-mère, et légère hydrocéphalie chronique.

N. B. — Külz en citant ce cas dit que l'enfant a 10 ans !

Observation LXVII.

Bohn, *Jahrbuch für kinderheilkunde*, 1878 (extrait du *Central Zeitung für kinderheilkunde*).

L'auteur a observé une jeune fille de 13 ans et demi, maigre, pâle, qui dans les six derniers mois avait beaucoup grandi, et ne présentait aucun signe de menstruation ; elle était très pâle, et accusait une tendance habituelle au sommeil, se plaignait de douleurs à l'épigastre ; l'appétit restait bon ; elle n'avait ni céphalalgie ni vertiges.

Plus tard s'accusèrent une soif vive et de la polyurie. La maigreur alla s'accroissant de telle sorte que la fillette ne pouvait quitter le lit.

Quand Bohn la vit pour la première fois, elle était d'une pâleur cadavérique, le visage et les extrémités froides, immobile dans le lit. Bruits du cœur faibles, sourds, 40 respirations à la minute, fortes, bruyantes. Ni matité ni râles dans la poitrine ; dans l'urine pas d'albumine, beaucoup de sucre. Le soir l'état empira, le délire et l'agitation survinrent, le pouls devint filiforme, les bruits du cœur faiblirent, la respiration resta la même ; mort dans la nuit.

Observation LXVIII (résumée).

Kien, *Contribution à l'histoire de l'acétonémie* (*Gazette médicale de Strasbourg*, août 1878).

Le 5 avril, il voit un garçon de 14 ans 1/2, fils d'un rhumatisant, qui, depuis quelque temps, maigrissait, avait de l'abattement, une toux sèche. Pas de fièvre, poitrine saine, pas de diarrhée ; on croit à une fatigue due à un travail intellectuel et physique exagéré. Quelque temps après température rectale 37° à 37°,4.

12. — Pas d'odeur chloroformique.

15. — L'enfant va beaucoup plus mal et le médecin est surpris par la forte odeur chloroformique de l'appartement et surtout de la chambre où était couché l'enfant. Les urines, examinées sur-le-champ, exhalent une forte odeur chloroformique et contiennent du sucre en abondance.

L'examen rétrospectif apprit que depuis 2 mois l'enfant avait une soif vive, se réveillant la nuit pour boire, et un appétit vorace. Il aurait en février couché plusieurs fois les fenêtres ouvertes, les persiennes fermées. L'avant-veille, 13, l'enfant, revenant d'une promenade (12 kil.), se sentit très fatigué ; le 14 la faiblesse augmenta.

15 avril. — Malade couché, pas de céphalalgie. Grand amaigrissement, extrémités fraîches ; T. R. 36°,4. Peau sèche, rugueuse. Rhythme particulier de la respiration ; mouvements d'inspirations énergiques, la cage thoracique se soulève en masse d'une pièce, reste un instant en arrêt, puis s'abaisse vivement par un effort d'expiration avec un petit soupir ; il y a une pause, puis une nouvelle inspiration commence. 18 resp. par minute. 120 puls. pouls petit, contractions du cœur faibles. Langue sèche rugueuse. Dans le ventre, rien de particulier.

Pupilles un peu contractées. Les urines du matin donnent : densité, 1028 ; sucre, 66 grammes par 1000 grammes. Pas d'albumine.

Soir T. 36°,5, 120 p. 1100 gr. d'urine dans la journée.

16 avril. — A dormi la nuit. Urine 1300 gr; même odeur, 66 gr. de sucre par 1000. T. R. 36°,4, 124 p., 22 resp.; même type qu'hier. Malade agité, gémissements plaintifs. Intelligence fatiguée. Constipation depuis trois jours.

Soir 36°,6. T. R. 124 p., 16 resp., urines 900 grammes.

17.—Nuit mauvaise, urines moins fortement odorantes. 36°,3 T. R. 126 puls., 28 resp. Peau de plus en plus sèche, mains violacées froides. Teint terreux, joues cyanosées.

Soir. — On n'obtient plus de réponse du malade; il boit et urine, 36°, 2 T. R. 128 puls. 28 resp. Le coma devient plus profond, la respiration devient stertoreuse.

18. — Mort à 5 heures du matin. Pas d'autopsie,

Observation LXIX.

Reginald Southey, *Saint-Bartholomew's Hospital Reports* (*The Lancet*, février 1879).

Diabetes.—Case of death by so called Acetonœmia.

H..., âgée de 11 ans, était une enfant amaigrie, délicate, sujette aux engelures. Elle devint si fatiguée en décembre 1878 qu'on examina ses urines; on y trouva une quantité considérable de sucre; c'est à partir du 14 décembre seulement que la mère avait noté des mictions fréquentes; environ douze le jour, trois la nuit. Elle buvait de l'eau en abondance, et accusait une soif vive, vomissait fréquemment.

Dès ce moment elle fut soumise à un traitement anti-diabétique (belladone et opium). Elle entre le 3 janvier à l'hôpital.

Du 3 au 6 janvier l'enfant urinait 5 pintes en 24 heures (2 litres 80), 25 grains de sucre par once (45 grammes par 1000), densité 1035, 2500 grains de sucre par jour. Les deux premiers jours après son entrée l'enfant avait bon appétit et resta chaudement au lit.

Le 5, elle mangea peu, et fut fort abattue, elle se plaignait de vives douleurs à l'estomac. Dans la nuit elle fut prise de délire. Le 6 à midi, son pouls, qui s'était élevé à 132 et était faible, devint misérable, la respiration était de 48, l'haleine froide, la température 97°5'F (36°,5).

Elle était livide, dans une somnolence dont elle ne sortait que par instants, elle entendait cependant les questions et y répondait lentement. Lavements alimentaires. Bains chauds. Pas de vomissements jusqu'à 8 heures du soir, ventre douloureux, langue sèche; dans la journée du 6, deux pintes et demie d'urine acide, trouble.

Pendant la nuit, coma plus profond, mort à trois heures du matin, le 8 janvier, sans convulsions.

Autopsie. — Engelures au talon droit et au talon du pied gauche.

La muqueuse des amygdales, du larynx et de l'épiglotte est gonflée, œdématiée jusqu'aux cordes vocales. Il y a de l'amygdalite à droite, avec engorgement des ganglions de ce côté.

Poumons congestionnés non œdématiés, cœur petit, sain au microscope.

Foie et rate sains en apparence. Reins fermes congestionnés. intestins normaux. A l'estomac, ecchymoses et taches purpuriques sous la muqueuse. Cerveau intact.

N. B. — Southey fait remarquer que dans ce cas l'odeur de l'acétone fit défaut dans l'air expiré.

Observation LXX.

Sanders and Hamilton, *Edinburg Med. Journal*, juillet 1879.

Lipæmia and fat embolism in the fatal dyspnœa, and coma of diabetes.

Une petite fille de 10 ans entre à l'hôpital des Enfants malades pour un diabète sucré; quantité considérable de sucre dans les urines; rien d'autre à noter. Santé générale assez bonne. 3 jours avant sa mort on note une certaine difficulté à respirer, et l'on crut à une attaque de pneumonie. Bientôt la dyspnée devient excessive, puis diminue au bout de quelques heures. Nouvel accès de dyspnée bien plus intense; l'enfant devient assoupie, tombe dans le coma et meurt. A l'autopsie on trouve les lésions suivantes :

Le sang a une couleur cramoisie, avec séparation d'un sérum laiteux, il exhale une odeur sûre, qui en un quart d'heure se transforme en odeur d'éther. A l'examen microscopique on trouve que la couche crémeuse est composée d'une émulsion quasi-chyleuse, de graisse consistant en fines granulations, l'éther ajouté fait disparaître cet aspect crêmeux.

Le sang recueilli fut analysé pour y trouver l'acétone; on obtint un produit qui avait une légère odeur éthérée, ou d'acétone, mais qui ne donna par ses réactions chimiques que de très légères traces d'acétone.

Le lendemain on trouvait ces globules graisseux plus volumineux, par la cohésion de plusieurs en une masse.

A l'œil nu les organes paraissent sains. Les poumons et les autres viscères donnent aussi au moment de l'autopsie une odeur sûre, qui devient éthérée en quelques minutes.

Au microscope les coupes du poumon traitées par l'acide osmique montrent les capillaires alvéolaires remplis de globules graisseux; dans les fines artérioles pulmonaires on voyait aussi de larges globules obstruant la lumière du vaisseau, comme dans un cas d'embolie à la suite de fracture osseuse. Les globules noirs caractéristiques se trouvaient également dans les branches terminales des artères bronchiques.

L'étude du rein montre que l'épithélium des tubes droits et contournés est sain, tandis que les vaisseaux sanguins contiennent un grand nombre d'éléments graisseux noircis par l'acide osmique.

Dans le foie et le cerveau, pas d'embolies graisseuses.

TABLEAU PAR KULZ

Nos	OBSERVATEURS	SEXES	AGES	CAUSES	COMPLICATIONS	DURÉE	TERMINAISON
1	Rollo	Fille.	12 ans.	»	»	»	»
2	Mott	Garçon.	9 ans.	»	»	1 an.	Mort.
3	Schindler	Fille.	12 ans.	»	»	»	»
4	John	—	14 ans.	»	»	Courte.	Mort.
5	Carbutt	Garçon.	6 ans.	»	»	»	»
6	Ruhbaum	Fille.	11 ans.	Refroidissement	»	»	Mort.
7	Siemssen	Garçon.	11 ans.	»	»	»	»
8	Siemssen	—	13 ans.	»	»	»	»
9	Johnson	—	9 ans.	»	»	Quelques mois.	Mort.
10	Willis	—	5 ans.	»	»	»	»
11	Mac Grégor	—	3 ans.	»	»	»	»
12	Watts	Fille.	13 1/2.	»	»	»	»
13	Falk	—	10 ans.	»	»	»	Mort.
14	Falk	—	11 ans.	»	»	»	—
15	Heine	Garçon.	9 ans.	Privations.	»	»	Guérison.
16	Heine	—	7 ans.	Typhus.	»	»	—
17	Wisshaupt	Fille.	12 ans.	Refroidissement	»	3 mois.	Mort.
18	Mac Intyre	—	5 ans.	»	»	Quelques semaines.	—
19	Hauner	—	1 an.	»	»	Quelques mois.	Mort.
20	Caron	»	17 mois.	»	»	Tr. courte.	Mort [1].
21	Kitselle	Garçon.	14 jours.	»	»	»	»
22	Oppolzer	—	11 ans.	»	»	»	»
23	Oppolzer	Fille.	14 ans.	»	»	3 mois.	Mort.
24	Heller	—	14 ans.	»	»	»	»
25	Heller	Garçon.	5 ans.	»	»	Tr. courte.	Mort 8 jours après le diagnostic.
26	Heller	—	15 ans.	»	»	4 ans environ.	»
27	Heller	—	5 ans.	»	»	Tr. courte.	Mort quelques jours après.
28	Guillaume	Fille.	14 ans.	»	»	2 ans.	»
29	Rösing	—	6 mois.	Hydrocéphalie aiguë.	»	3 semaines.	Mort.
30	Rösing	Garçon.	1 an.	Idem.	»	8 jours.	Mort.
31	Voltolini	—	3 ans.	»	»	»	—
32	Rörig	Fille.	9 ans.	»	»	»	Guérison.
33	Neubauer	Garçon.	6 ans.	»	»	»	Mort.
34	Sloane	Fille.	14 ans.	Sœur aînée, morte du diabète	»	6 mois.	»
35	Grantham	—	9 ans.	»	»	»	Guérison.
36	Ranke	Garçon.	10 ans.	»	»	»	»
37	Bence Jones	Fille.	12 ans.	»	»	»	»
38	Heiberg	—	9 ans.	»	»	6 mois.	Mort.
39	Gelmo	—	6 ans.	Convalescence de rougeole.	»	Quelques semaines.	—

1. La mort n'a pas été causée par le diabète, mais par le croup survenu accidentellement (Bouchut).

Nos	OBSERVATEURS	SEXES	AGES	CAUSES	COMPLICATIONS	DURÉE	TERMINAISON
40	Fischer........	Garçon.	11 ans.	Coups sur les reins.	Cataracte double.	2 ans et 3 mois.	Mort.
41	Mauvezin	»	6 ans.	»	»	»	»
42	Gallois.........	Fille.	4 ans.	»	»	»	»
43	Pavy...........	—	4 ans.	Fract. du crâne.	»	»	Mort.
44	Pavy...........	—	12 à 13.	»	»	»	»
45	Pavy...........	»	13 ans.	»	»	»	Mort.
46	Ogle..	Fille.	14 ans.	»	»	14 mois.	—
47	Franque	Garçon.	11 ans.	*Chorea magna.*	»	»	»
48	Wieber.........	Fille.	9 ans.	»	»	»	»
49	Beckler.........	Garçon.	8 ans.	»	»	5 semaines.	Mort.
50	Jacobini.........	—	4 ans.	»	»	»	»
51	Aenstoots	—	5 1/2.	Dysenterie.	»	1 an.	Mort.
52	Brown..........	Fille.	20 mois.	Méningite tuberculeuse.	»	Quelques mois.	Mort avant la fin de la 2e année.
53	Mosler..........	—	10 ans.	»	»	6 mois.	Mort.
54	Pavy...........	Garçon.	13 ans.	Frère et sœur.	»	Courte.	—
55	Pavy...........	Fille.	9 ans.			—	—
56	Pavy...........	Garçon.	»	»	»	Quelques semaines.	Mort.
57	Durand-Fardel...	Fille.	11 ans.	»	»	»	»
58	Durand-Fardel...	—	13 ans.	»	»	»	»
59	Durand-Fardel...	—	13 ans.	»	»	»	»
60	Ingerslev	—	5 ans.	»	«	Quelques mois.	Mort.
61	Dickinson.......	Garçon.	6 ans.	»	Altération du bulbe.	6 mois.	Mort.
62	Seegen..........	Fille.	12 ans.	Un frère mort de diabète.	Cataracte.	3 ans.	Mort probable dans le courant de l'hiver suivant.
63	Seegen	—	11 ans.	Mère aliénée.	»	»	»
64	Senator.........	Garçon.	13 ans.	»	»	Courte.	Mort.
65	Senator.........	Fille.	12 ans.	»	»	—	Mort 4 semaines après le début probable.
66	Senator.........	Garçon.	12 ans.	»	»	»	»
67	West	Fille.	3 1/2.	Frère et sœur, morts du diabète à 2 ans 1/2.	»	»	»
68	West	»	10 ans.	Convalescence de rougeole.	»	18 mois.	»
69	Schmitz	Fille.	4 ans.	Mère diabétique.	»	»	Guérison persistante.
70	Schmitz	Garçon.	11 ans.	»	»	»	»
71	Hirschsprung....	Fille.	8 ans.	»	»	4 à 5 mois.	Mort.
72	Büdde	Garçon.	11 ans.	»	»	»	Guérison par la diète carnée ?
73	Schomboc.......	Fille.	7 ans.	»	»	8 mois.	Mort.
74	Bouchut........	—	10 ans.	»	»	6 mois.	—
75	Niedergesäss....	—	12 ans.	Coup sur la tête.	»	7 mois.	—

N°s	OBSERVATEURS	SEXES	AGES	CAUSES	COMPLICATIONS	DURÉE	TERMINAISON
76	Jacobiny........	Fille.	10 ans.	»	»	Quelques mois.	[Mort.]
77	Blackwell.......	—	11 ans.	Sœur aînée, morte sans doute du diabète.	»	»	»
78	Rossbach........	Garçon.	13 ans.	Père et un frère, morts diabét.	»	3 ans.	Mort.
79	Rossbach........	Fille.	7 mois.	Chute sur la tête.	»	3 mois.	Mort.
80	Gunther........	—	2a. 5m.	»	»	6 semaines.	—
81	Gunther........	—	14 ans.	»	»	2 ans.	—
82	Gunther........	—	8 ans.	»	»	»	—
83	Bouchardat......	Garçon.	12 ans.	»	»	2 à 3 ans.	Mort.
84	Bouchardat......	—					
85	Bouchardat......	—					
86	Bouchardat......	—	14 ans.	»	»	»	»
87	Bouchardat......	»	7 ans.	»	»	»	»
88	Bouchardat......	»	Moins de 3 ans.	»	»	»	»
89	Donkin........	Fille.	10 ans.	»	»	»	Guérison par lait écrémé persistante?
90	Benson........	Garçon.	4 ans.	»	»	3 semaines.	Mort.
91	Andral........	»	3 ans.	Privations.	»	»	»
92	Andral........	»	5 ans.	»	»	»	»
93	Weckerling.....	Garçon.	12 ans.	»	»	Tr. courte.	Mort.
94	Werkerling.....	Fille.	14 ans.	»	»	—	—
95	Düring........	Garçon.	14 ans.	»	»	»	»
96	Düring........	—	14 ans.	»	»	»	»
97	Düring........	—	14 ans.	»	»	»	»
98	Düring........	Fille.	7 ans.	»	»	»	»
99	Edlefsen........	Garçon.	3 ans.	»	»	1 an.	Mort.
100	Cantani........	Fille.	12 ans.	Frère mort diabétique.	»	»	—
101	Cantani........	—	12 ans.	»	»	»	»
102	Cantani........	—	13 ans.	»	»	»	»
103	Cantani........	»	7 ans.	»	»	»	Mort.
104	Hlawacek.......	Garçon.	6 ans.	Frères, mère, morts diabét.	»	»	»
105	Hlawacek.......	—	10 ans.				
106	Schmidt-Rimpler.	Fille.	15 ans.	Convalescence de typhus.	Cataracte double.	3 ans.	»
107	Teschemacher...	—	12 ans.	Excès de pain frais?	»	»	»
108	Zimmer........	Garçon.	11 ans.	Refroidissement grand-oncle et sœurs, morts diabét.; mère diabét.? Père névropathe.	»	»	»
109	Zimmer........	—	12 ans.	Coups à l'épigastre.	»	»	»
110	Zimmer........	Fille.	11 à 12.	»	»	»	»
111	Zimmer........	—	12 ans.	Chute sur l'occiput.	»	»	»

TABLEAU PERSONNEL

Nos	OBSERVATEURS	SEXES	AGES	CAUSES	COMPLICATIONS	DURÉE	TERMINAISON
1	Büsch..........	Fille.	15 mois.	»	»	Quelques semaines	Mort.
2	Reimer..........	Garçon.	7 ans.	Tumeur du 4e ventricule.	»	1 an.	—
3	Kieser..........	Fille.	15 ans.	»	»	10 mois.	—
4	Becquerel..........	Garçon.	9 1/2.	»	»	12 à 15 jo.	—
5	Baudrimont..........	—	11 ans.	»	»	»	—
6	Archambault..........	Fille.	12 ans.	»	»	8 mois.	—
7	Liégey..........	Garçon.	4 1/2.	Impaludisme.	»	9 mois.	—
8	Legroux..........	—	4 1/2.	Grand-père diabétique, père aliéné.	»	8 mois.	—
9	West..........	—	8 ans.	»	»	6 à 7 mois.	—
10	West..........	Fille.	10 ans.	Parents goutteux.	»	4 mois.	—
11	Ollivier..........	Garçon.	12 ans.	Excès de sucreries.	»	12 à 15 jo.	Guérison.
12	Redon..........	Fille.	11 ans.	»	»	8 mois.	»
13	Dumont Pallier..	—	4 ans.	Parents goutteux.	»	1 an.	Mort.
14	Conolly..........	»	18 mois.	Cousin diabétique.	»	4 mois.	—
15	Deutschmann..........	Fille.	11 ans.	»	»	11 mois.	—
16	Just..........	Garçon.	14 ans.	»	»	»	»
17	Just..........	—	14 ans.	»	»	»	»
18	Just..........	Fille.	15 ans.	»	»	»	»
19	Hagenbach..........	Garçon.	10 mois.	»	»	11 mois	Mort.
20	Heusinger..........	Fille.	11 ans.	»	»	»	»
21	Külz..........	—	11 ans.	»	»	»	»
22	Böhn..........	—	13 1/2.	»	»	5 à 6 mois.	Mort.
23	Bence Jones..........	—	15 ans.	»	»	»	»
24	Southey..........	—	11 ans.	»	Acétonémie.	Quelques semaines.	Mort.
25	Goolden..........	—	13 ans.	Céphalalgie.	»	Quelques semaines.	Guérison.
26	Goolden..........	Garçon.	13 ans.	Épileptique.	»	Plus d'un mois.	—
27	Foster..........	—	»	»	Acétonémie.	Plus d'un an.	Mort.
28	Sanders..........	Fille.	10 ans.	»	Embolies graisseuses	»	—
29	Kien..........	Garçon.	12 1/2.	Père rhumatisant.	Acétonémie.	2 mois.	—
30	Venables..........	—	10 ans.	»	»	»	»
31	Lécorché..........	—	14 1/2.	»	Cataracte.	Quelques mois.	Mort.
32	West..........	»	7 ans.	»	»	15 mois	»
33	Cantani..........	Fille.	13 ans.	»	»	7 à 8 mois.	Guérison.
34	Bouchardat..........	Garçon.	14 ans.	»	»	6 mois.	Guérison, 1 récidive.
35	Bouchardat..........	»	»	»	»	»	Guérison, 2 récidives.
36	Savard..........	Garçon.	2 ans.	»	»	»	Mort.
37	Leroux..........	—	14 ans.	»	»	6 mois.	—
38	Leroux..........	—	11 ans.	»	»	3 mois.	—
39	Leroux..........	—	14 ans.	»	»	8 mois.	—

TABLE DES MATIÈRES

2137. — Imprimerie A. Lahure, rue de Fleurus, 9, à Paris.

1871. — Paris, Imprimerie A. Lahure, rue de Fleurus, 9.

www.ingramcontent.com/pod-product-compliance
Ingram Content Group UK Ltd.
Pitfield, Milton Keynes, MK11 3LW, UK
UKHW012032240726
13965UKWH00002B/733

9 782013 065658